U0080158

薰香魔法
全書

Sara L. Mastros
莎拉・L・梅斯托斯

The Big Book of
MAGICAL INCENSE

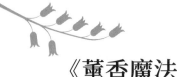

《薰香魔法全書》
好評推薦

「《薰香魔法全書》是植物民俗傳說的一本巨作！作者揉合了《希臘魔法紙莎草》（Greek Magical Papyri）中的個人軼聞和超過五十種植物的豐富故事——這一切完美結合而且攪動靈魂，同時也直面了受到過度採收的植物、殖民，還有如何在侵占的土地上以道德的方式行巫等環境和文化議題。這本書編排得非常好，不僅能引導好奇的讀者，同時也鼓舞了已有成就的魔法師。在植物靈和魔法的交會點，莎拉・梅斯托斯同時帶來了學術式的研究和清晰的話語。這是一本必備的書。」

——艾咪・布萊克索恩（Amy Blackthorn），

《布萊克索恩的植物魔法》（*Blackthorn's Botanical Magic*）作者

「《薰香魔法全書》的語言清晰，有著日常對話的風格，為我們帶來了繁盛的花園，裡面是好玩有趣的小史、引人入勝的傳說，還有各種儀式。作者的焦點放在讀者身上，把力量交給我們，鼓勵讀者試驗書中的配方與儀式，甚至自行客製調整。作者主要傾向使用樹脂作為薰香的香氣基礎，但她也鼓勵讀者依照自己的嗅覺喜好加入精油，客製化自己的薰香。這本書還附有範圍廣大的極佳參考書目，如果作者介紹的某個主題激起了你的想像和求知慾，你都能夠自己進一步探索。」

——凱倫・哈里森（Karen Harrison），

《藥草煉金士手冊》（*The Herbal Alchemist's Handbook*）作者

「莎拉・梅斯托斯是現代的大師。我在一趟前往匹茲堡的小旅行時第一次遇見她，之後她持續用她的知識跟技巧讓我感到驚豔。她的新書《薰香魔法全書》帶有她的招牌書寫特色，也就是極其留意細節。她是一位傑出的老師，寫出了這本好讀又知識豐富的書。把它加入任何書架都會是明智之舉。莎拉，做得好！」

——H・拜倫・巴拉德（H. Byron Ballard），
《魔法生活的四季》（*Seasons of a Magical Life*）作者

「香氣對我的心情和心靈狀態一直都有很深的影響力。我在日常生活中使用薰香和香氛用品，在幾乎每一道我執行的工作或儀式中也都會使用。

薰香在靈性工作中是至關重要的工具，因為它攜帶的訊息能越過心靈障礙物的阻擋，直接抵達靈魂深處。坊間有很多薰香配方書，但莎拉・梅斯托斯的《薰香魔法全書》內容豐富太多了！莎拉的個人經驗、研究工作、洞見和觀察，都讓這本書成為絕佳的指南，能深化你對薰香眾多用途的理解。書中除了有許多很棒的配方，更重要的是，作者也說明了配方背後的邏輯，並分享了相關的儀式用法。《薰香魔法全書》不只是一本參考書，也是讓人享受的讀物；相信你一定會不斷重複翻閱。」

——伊沃・多明格茲 Jr.（Ivo Dominguez Jr.），
《智者四元素》（*The Four Elements of the Wise*）作者

「莎拉・梅斯托斯寫的這本書，是四十年前我還是 baby 女巫的時候就想要擁有的書。她的《薰香魔法全書》編排出眾，撰寫良好，還附有大量參考書目。有經驗的術士會發現這本書可以用在許多種類的魔法工作，非常實用，而初學者在它的每一頁都能找到知識的寶庫。」

——凱羅琳・坎納（Caroline Kenner），「愚人的狗 E 塔羅」（*The Fool's Dog E-Tarot*）前持有者、「神聖空間」（Sacred Space）榮譽幹部、華盛頓巫醫

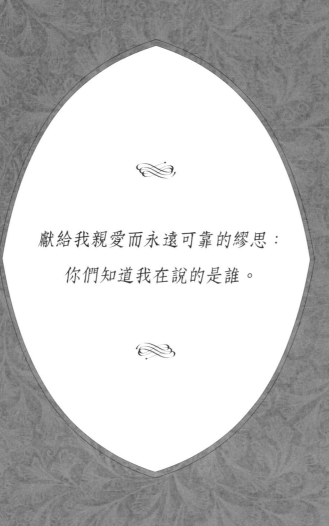

獻給我親愛而永遠可靠的繆思：
你們知道我在說的是誰。

目　錄

第一
部分

製香基礎 | FUNDAMENTALS

第二
部分

製香素材 | INGREDIENTS

第三
部分

配方 | RECIPES

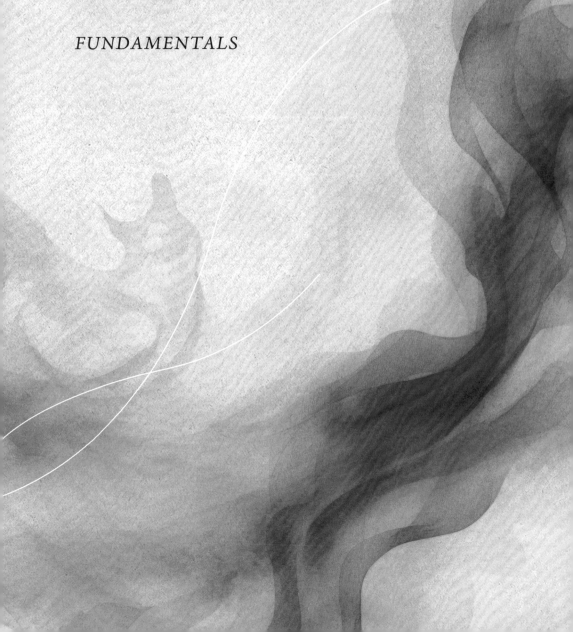

製香基礎

FUNDAMENTALS

如何使用這本書？

歡迎來到《薰香魔法全書》！我很興奮能跟你分享這本書。我寫這本書有兩個目標：第一個單純是為了分享自己在生活中和巫術中使用的薰香配方，不過更重要的是，我想要幫助你發展出自己的薰香魔法。為了達成第二個目標，我們會先從香氣的力量，以及人類透過薰香運用那份力量的歷史開始討論。然後，我們會探索製香這門技藝。在所有類型的魔藥之中，散狀薰香可能是製作起來最容易的。因此，薰香是學習魔法媒材（materia）很棒的起點。你所學到關於薰香的大多知識，都能直接帶入其他許多不同類型的巫者工藝之中，也能夠帶入我們稱為「巫術」的術法裡。

因為這本書的目的是給你必備知識，讓你能夠自己實驗，所以我們不會直接跳到配方的部分。首先，我們會花點篇幅好好研究在薰香中使用的素材。書中將會討論超過五十種能夠入香的素材，並把焦點放在栽種、在野外採集容易或在地方食品店也容易找到的材料。同時，我們也會談到怎麼根據你廚房櫃子裡有的東西進行選擇和替換，為此我把媒材分成幾大類編排。當然，這本書無法——不管哪一本書都沒有辦法——論及所有能夠用來製作薰香的素材；相對的，這本書能提供你的是一套工具，讓你能夠了解任何素材，並且透過分析其化學成分和文化元素，來掌握素材的魔法用途。

接著，你會學到超過六十種不同類型的薰香配方。你會看到用來引發感官愉悅、將想像帶往奇幻世界的薰香；你會學到如何調配獻給許許多多不同神靈的薰香，包括生態區的自然神靈、諸神、魔神，還有你自己的祖先。我們把焦點放在理解選擇使用特定材料的原因，以及如何調和數種材料以形成和諧的整體。為了盡可能展示多種不同種類的薰香，書中的配方都經過精心挑選；你也可以混搭或配對這些配方，讓它們符合自己的需求。很多配方都有搭配的魔法——古代和現代的都有。

　　掌握作為供品的薰香後，我們接著要學習的是為不同種類的特定咒法設計薰香，這種類型的薰香通常稱為情狀配方（condition formulas）。你會學到回應所有需求的魔法，我們會討論靈性、玄祕取向的魔法薰香，像是「神諭之煙」或用來祝福塔羅牌的薰香；也會提到目的非常實際的薰香，例如吸引戀人，或讓惡鄰居搬走的香。

　　看過我的配方後，我們會詳細檢視一些古代配方，例如奇緋（Kyphi）和克托列特（Ketoret）香。你會從這些配方學到如何改編其他有著古老歷史的配方，並用於現代的目的。因為即使有歷史紀錄的配方很完整也能夠理解，卻仍經常含有無法辨認或現實上／道德上無法取得的材料。而我給出的現代配方都是我自己的作品，我可以鉅細靡遺解釋選擇的每一項素材。以這些配方為例，我們會試著爬梳古老配方，分析它們之所以那麼構成的原因。理解了這點，我們就會學習怎麼部分或完全重建失傳的配方。

　　除了薰香之外，我也試著用來自多種不同魔法風格的術法和儀式當作例子，同時仍然提供全面的操作方法。在這本書中，你會看到來自《希臘魔法紙莎草》（Greek Magical Papyri）咒術的旁邊就是二十世紀早期美國民俗魔法，還有繁複精密的所羅門召喚禱詞、可以和孩子還有居家神靈分享的好玩押韻咒語。我寫這本書的其中一個目標，是提供你各種樣品，讓你繼續研究、發展最燃起你興趣的事物。我對這本書最大的希望，就是你花在這本書上的時間，既能給你堅實穩固的基礎，也為你帶來改編、即興和試驗的信心與靈感，創造屬於你自己的薰香魔法。這本書的目的不是為了豐富你的藏書室，而是為你的實驗室寫的。在那裡弄髒手，實際做做看吧！

　　這本書的目的不是作為學術參考書，也不是事實資訊體系的紀錄。這樣的資源已經非常眾多，而且處處可見；很多都列在本書的「參考書目」。此外，在當今急速演變的資訊地景中，書本不再是百科全書式典籍的適當媒體，超文本（hypertext）或許是更適合的媒體。不過書本這種媒體，仍是讀者與作者之間親密對話的最佳場域。我也強烈建議你這樣閱讀這本書：並非是在跟薰香對話，而是當作在跟我對話。

　　這是趟極為偏頗的巡禮，而且強烈受到我跟這個知識體系個人關係的影響。這也是一段學習使用這套知識體系的學徒歷程。儘管我一直嘗試向你真實傳達我對我所知道的事實最好的理解，但可以肯定的是，我所引注的眾多作者，會對我從他們著作得出的結論，以及狂想式地再脈絡化（recontextualization）行為，抱持著澈底反對的意見。這本書唯一憑藉的權威就是我自己，而你如果要驗證我所說的是否為真，唯一合宜的方式就是透過實驗，透過建立你自己跟薰香的關係——不只是用腦袋，也要你的雙手跟鼻子——以及親身參與到跟植物、神靈與製作方法的對話當中。這本書不是學術著作，而是一場學術的遊戲；我希望你能盡情跟我一起玩這場遊戲。

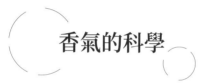

香氣的科學

　　嗅覺是我們最原始的感官之一，我們上古的祖先在五億多年之前就學會了嗅聞[1]。嗅覺是唯一在子宮裡就發展完全的感官，我們嗅聞的能力在懷孕第三個月底就完全形成了[2]。嗅覺是唯一透過羊水運作的感官[3]，在三個月後的孕期中，胚胎能夠聞到任何母親聞到的事物[4]。這就是為什麼不安的新生兒有時候只要用母親的衣物包裹起來，就能安靜下來。有些人也推測這是新生兒一離開子宮，就已經能夠認出家人＊的原因。他們在子宮裡就已經聞到家人的味道了[5]。

1. Yoshinori Shichida, Takahiro Yamashita, Hiroo Imai, and Takushi Kishida, *Evolution and Senses: Opsins, Bitter Taste, and Olfaction* (New York: Springer, 2013).
2. Jamie Morgan, "Womb with a View: Sensory Development in Utero," UT Southwestern Medical Center, August 1, 2017. utswmed.org.
3. Ibid.
4. Ibid.
5. Ibid.

＊ 跟從古老習俗，這本書中的「家人」一詞包括任何跟你一起住的人，無論有沒有血緣關係。

　　嗅聞是非常令人著迷的過程。空氣中的微粒通過嗅覺腔室後方的黏膜層，直接與小瓣的嗅球互動，嗅球在頭骨外、鼻腔上方延展[6]。空氣微粒在那裡「嵌入」專門的小嗅覺受器，研究發現大約有四百多種不同的嗅覺受器[7]。可以把那四十種不同的受器想成首要氣味，類似於三原色的概念。多數人類能區分出大約一兆種不同的氣味；相較之下，人類眼睛只有三種不同的受器，就能讓我們看見將近一千萬種不同的顏色[8]。

　　通過視覺，我們可以輕易一眼看見並理解眾多不同的景色；而不同於視覺，我們的嗅覺會把環境中所有的氣味混雜成單一一種來接收。大多數人只能區分環境中三種不同的氣味，剩下的就無法再分辨了[9]。

　　不過經過訓練，人類能夠學會辨析更加複雜的味道。大多現代市售香水含有大約四百種個別的香氣分子，而訓練精良的香水師能夠辨認其中每一種氣味[10]。

　　有一些人相信嗅覺比其他感官更加主觀，不過這不是事實。氣味提供了我們關於當下環境的具體事實資訊，就跟視覺還有聽覺一樣客觀。雖然嗅覺跟記憶之間的關係確實盤根錯節，但嗅覺這種感官並不依賴記憶[11]。很多人把香草的味道跟童年的點心連結在一起，不過這不是讓這個味道悅人的原因。香草的化學組成不只能安撫想起杯子蛋糕的人類，也能安撫許多其他非人類動物的焦慮[12]。

　　跟味覺一樣，嗅覺的運作牽涉到把物質環境中的微小粒子直接攝入身體當中。因為這個緣故，氣味不需要通過理性心靈的濾鏡，就能直接觸及我們的情緒。香氣是藥物。舉例來說，研究顯示樺木焦油、茉莉花、薰衣草和檸檬都能提升西塔腦波（theta brainwave，帶來平靜的腦波）的活動頻率，即使研究對象回報對這些氣味有不同的主觀反應[13]。迷迭香能提升前額葉阿爾法腦波的比例（alpha，增進警醒、記憶和專注），並減少貝塔腦波（跟睡意相關的腦波）[14]。一家日本芳香產品推廣商宣稱：辦公室有檸檬氣味的時候，錯字跟其他打字錯誤發生的比率能減少至多到百分之五十四！儘管這顯然不是一個毫無偏頗的資訊來源。

今天，許多企業精心研發招牌香調，並讓這樣的香味充斥他們的店面和工作環境，藉此引發他們想要的行為表現。例如，輪迴健身房（SoulCycle gyms）就有招牌的氣味，對我來說幾乎像是葡萄柚，並帶有檸檬草和依蘭依蘭的基調。雖然這種縝密的操控超出許多大眾小店的能力範圍，但研究顯示，就算是簡單的柑橘香氣都能增加每位顧客消費金額的百分之二十[15]。這些生理效應是香氛魔法用途的基石之一。

常常有人告訴我們，跟其他動物相比，人類的嗅覺很不發達，但這一點並不正確。舉例來說，老鼠能聞到很多人類聞不到的東西，但在氣味濃度更為稀薄的情況下，人類跟老鼠相比能聞到的氣味更多。

不過跟人類相比，貓狗確實能在氣味濃度更低的時候聞到大多數人類聞不到的東西[16]。不過，某些氣味——像是人血——人類甚至比狗更能夠察覺[17]。當人類被蒙上眼，被要求像狗一樣手腳著地，跟隨氣味軌跡時，我們的表現其實相當出人意表！就某些氣味——尤其花香——很多人類的表現都超越受過訓練的狗。許多科學家相信，「親吻」這種近乎普世的人類行為，很可能是種嗅聞、舔舐潛在伴侶的演化結果，就像狗狗會聞對方的屁屁一樣[18]。然而，一世紀以來

6. Luca Turin, *The Secret of Scent: Adventures in Perfume and the Science of Smell* (New York: Harper Perennial, 2007).
7. Ibid.
8. Ibid.
9. Ibid.
10. Ibid.
11. Diane Ackerman, *A Natural History of the Senses* (New York: Knopf Doubleday Publishing Group, 2011).
12. C. S. Sell, *Chemistry and the Sense of Smell* (Hoboken, NJ: Wiley, 2014).
13. Emma Flatt, "Spices, Smells and Spells: The Use of Olfactory Substances in the Conjuring of Spirits," South Asian Studies 32, no. 1 (April 2016): 3-21.
14. Winai Sayorwan, Nijsiri Ruangrungsi, Teerut Piriyapunyporn, Tapnee Hongratanaworakit, Naiphinich Kotch-abhakdi, and Vorasith Siripornpanich, "Effects of Inhaled Rosemary Oil on Subjective Feelings and Activities of the Nervous System," Scientia Pharmaceutica 81, no. 2 (April-June 2013): 531-42.
15. Kevin Bradford, "The Use of Scents to Influence Consumers: The Sense of Using Scents to Make Cents," Journal of Business Ethics 90 (November 2009): 141-53.
16. Brian Handwerk, "In Some Ways, Your Sense of Smell Is Actually Better Than a Dog's," Smithsonian Magazine, May 2017. www.smithsonianmag.com.
17. Ibid.
18. Sell, *Chemistry and the Sense of Smell*.
19. Kjeld Nielsen, *Incense in Ancient Israel* (Leiden, The Netherlands: Brill Academic Publishing, 2014), 3.

的拙劣科學深信人類「太理性」所以不會被嗅覺牽著鼻子走，導致直到最近很多人都確信，我們甚至不需要耗費心力嘗試用嗅覺來獲得環境的資訊。

不同的人有不同的嗅覺能力。有些嗅覺敏感度是基因決定的。廣地來說，女性的嗅覺一般比男性好，而且懷孕女性對氣味尤其敏感。多種疾病能夠短期或永久干擾我們的嗅覺能力。隨著年紀漸長，所有人類都會逐漸喪失嗅覺，在三十歲開始慢慢發生，並在老年急遽地退化。不過有許多活動能增進、保護你的嗅覺，最重要的是戒菸。長期吸菸人士回報嗅覺發生問題的可能性，比不吸菸者高上六倍。你也可以在家裡使用空氣過濾機，尤其如果跟我一樣住在空氣品質不良的地方。

然而，嗅覺訓練最重要的一點是練習。日常生活中，花點時間辨認你當下聞到的味道，說出個別氣味的名稱。每天找個時間聞一聞幾種不同的強烈氣味，像是水果、香料、咖啡、肥皂、藥草跟花朵。練習的時候，試著在一段距離之外嗅聞，並持續把距離拉長。學會辨識一種獨特氣味後，再開始練習想像那種味道。找個夥伴，考考對方能辨識多少不同的氣味。熟練之後可以開始混合不同的味道，讓夥伴辨別。一開始先混合兩種氣味就好，慢慢再增加種類。

如果想要認真投入嗅覺訓練，可以購買為這種練習設計的精油套組。

這些精油套裝組很適合嗅覺受損，需要強烈氣味進行訓練的人使用。但對多數人來說，我認為使用完整的原形材料練習會比較好，因為它們的香氣更細膩複雜。你每次聞到一種特定的氣味時，產生那種嗅覺感受的神經傳導連結就會被強化。也就是說，下次再聞到同一種氣味時，你將能夠在濃度更低的情況下感知到它。除此之外，每聞到一樣新的事物，都能幫助你建立心靈中的氣味圖書館，讓你用來跟其他新的味道比較，協助你辨識。

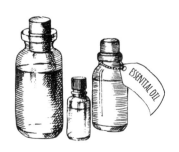

西方薰香的超短簡史

很難從考古紀錄中偵測出為了香氣燃燒的物質它們的香氣，因為薰香是透過用途來定義的，而不是實際的組成。在這本書中，你隨後會發現很多薰香材料既是食材，也是藥材。因此，在書寫出現之前，很難確定人類到底是怎麼使用它們的。例如，在很多史前遺跡都有發現氣味甜美的的樹脂[19]，但沒有辦法知道它們是薰香還是藥材、食物調味品、膠水，或是其他用途。我不是考古學家，但對我來說，人類掌握用火之後大概不需要太久，就能學到某些東西比其他東西燒起來更好聞，因此我想基礎的薰香*應該是非常、非常早期的人類發明。

到了西元前的第三個千年，中國、印度河谷、美索不達米亞和埃及等古老文化已有非常精緻的薰香使用習俗，也都參與了薰香材料貿易的複雜網絡。沒藥、乳香、香肉桂、桂皮、茉莉花、穗甘松和檀香等全部都是廣受喜愛的薰香，單獨使用或複方調製都有。薰香貿易最早的紀錄來自埃及，十一王朝（西元前3580–3536年）的阿薩王（King Assa, Tet-ka-ra）便曾派遣遠征隊穿越沙漠尋找乳香[20]。

隨著時間推進，埃及對香的渴望甚至膨脹到了無法滿足的程度。據說拉姆西斯二世（Ramses II，西元前1279-1213年）在位三十年間就收到了368,461罐上貢的薰香[21]。

---

20. David Michael Stoddart, *The Scented Ape: The Biology and Culture of Human Odour* (Cambridge, UK: Cambridge University Press, 1990), 169.
21. Henry Smith Williams, *The Historians' History of the World: A Comprehensive Narrative of the Rise and Development of Nations from the Earliest Times*, Volumes 1-2 (Encyclopaedia Britannica, 1907), 226.

* 即純粹為了香氣燃燒的生物性媒材。

到了西元前第二個千年的中葉，時常被稱為「香路」（Incense Road）的貿易網路已經完整建立起來且發展蓬勃，連起了地中海、非洲、阿拉伯和印度等地。除了乳香、沒藥和其他珍貴的樹脂與香料，貿易商也販售珍珠、寶石和貴金屬，還有絲綢跟其他布料、黑檀木與各種珍貴木料等各式各樣的奢侈貨品。然而，在香路上流通的事物當中，最重要的或許是不同的想法跟故事；沿著這些貿易商道傳播的文化，對今天我們稱為西方文明的文化創建，有著主要的影響。

但也因此，對香路貿易掌控權的爭奪造成了各地緊張的關係，有時甚至引發戰火。例如，西元前八世紀，《聖經・以賽亞書》中描述的敘利亞－以法蓮戰爭（the Syro-Ephraimite War），至少部分起因是為了爭奪香路北方區域的主控權發起的[22]。對薰香的欲望也是馬其頓的亞歷山大踏上征服阿拉伯的眾多理由之一。普里尼（Pliny）在《自然史》（Natural History）第七卷說了一個幽默的故事：亞歷山大還是孩子時，他的家庭教師李昂尼達斯（Leonidas）曾斥責他過度浪費祭壇上的乳香。他告訴亞歷山大，哪天他征服了薰香之地，他想用多少都可以。在故事中，後來亞歷山大征服了阿拉伯，並送了李昂尼達斯滿滿一船的乳香，還附上了「對諸神別吝嗇」的訊息。

到了西元前一世紀，羅馬帝國掌握了該地區大部分的薰香貿易，羅馬和印度間的直接貿易也變得更為尋常。然而，在三世紀初期，整個帝國大規模的經濟衰落導致了薰香進口量急劇降低，進而導致了阿拉伯半島上產香國家的經濟沒落和爭端，還有希木葉爾王國（Himyarite Kingdom）的崛起。回到羅馬，廣為流傳並被接納的基督教對薰香貿易也是另一道打擊，早期宗主教將燃燒薰香視為異教習俗，禁止用於崇拜。

基督教使用薰香最早的完整紀錄，見於西元三一一年亞歷山大的聖彼得（St. Peter of Alexandria）的葬禮[23]。到了四世紀末，薰香的使用在東正教區域已經廣泛傳播，並緩慢散布到西邊的羅馬公教。

---

22. I. E. S. Edwards, C. J. Gadd, and N. G. L. Hammond, eds., @The Cambridge Ancient History@ (Cambridge, UK: Cambridge University Press, 1969), 330.
23. Edward Godfrey Cuthbert Frederic Atchley, @A History of the Use of Incense in Divine Worship@ (London and New York: Longmans, Green and Co., 1909).

　　西元七五三年，著名學者可敬的比德（Bede the Venerable）臨終之時，同屬諾森布里亞的韋爾茅斯－亞羅修道院（Monkwearmouth-Jarrow, Northumbria）的修士庫斯伯特（Cuthbert）告訴我們：比德要求把他的所有物分送給同修，他說：「我的箱子裡有一些寶物：一些胡椒、領巾，還有點薰香。快去把修道院的神父叫來，我要跟他們分享上帝賜予我的這些小贈禮。」藉此，我們可以確定，儘管薰香在西歐已經能更容易取得，卻仍是非常珍貴的物品[24]。

　　十四世紀時，隨著精良酒精萃取技術的發明，香水業開始從更廣泛的薰香、香油還有芳香工藝中衍生出來。這讓（非化學合成的）薰香那無法捕捉且更為清淡、空靈、花香的香調得以發展。大約同一時間，薰香在日本逐漸登上高雅之位，成為被稱為「香道」（kōdō）的精緻藝術。這帶來了香創作的創意爆發，在這個時期發展出了許多新類型的薰香和配方。

　　歐洲人征服美洲後，許多新的植物和薰香使用方法被引進西方薰香傳統中。十七世紀末，許多製香師不再使用天然材料，轉而偏愛甫從香水工業生產出來的合成材料。在一八九三年芝加哥世界博覽會上，「香道」風格的薰香被引介到西方的香氣語彙裡，而那些氣味也很快就有了人工合成版本。今天，合成芳香產品是價值四十二億的產業，但還是有像我們這樣的人，更喜歡香氣最原始的型態：薰香。

如何調配與使用散香？

　　薰香製作中最重要的步驟是決定要做哪種薰香。正好，這本書大部分篇幅都獻給了這個主題！這裡的配方意在作為範例，而不是聖經。這不是化學，而

---

24. David Rollason, *Early Medieval Europe 300-1050: A Guide for Studying and Teaching, second edition* (London: Routledge, 2018). 這本書沒有頁碼。相關的討論在第四部分第九章，標題為「Trade with the Arabic Caliphate」（與阿拉伯卡利發貿易）下的「Spices」（香料）子題。

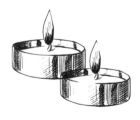

是藝術。天然產品每一次的採收品質都會有所差別。除非使用百分之百人工合成素材,即便嘗試也不可能要求製香的精準。這本書中所有的配方都以體積測量,而不是重量;除了為讀者測試配方的時候,我其實完全不會測量用量。

決定好配方之後,剩下的就只是研磨跟混合了。強烈建議使用電動咖啡研磨機,但你也可以用研磨缽跟杵手工磨製。在磨粉前冷凍樹脂,能讓研磨更加容易。不管使用什麼,把這項工具保留給魔法使用,不要再用來製作食物。磨碎的樹脂很難完全清理乾淨,所以要有心理準備,所有經過研磨工具處理的材料都會有一定程度的交互汙染。材料要磨得多細取決於你自己。磨得比較細的薰香會快速產生大量煙霧;大塊的媒材能持續燃燒比較久。大多情況下,我喜歡薰香中有各種大小的素材,這樣香氣隨著時間流逝能更加細膩地開展、釋放出來。

尤其是,如果配方中使用的材料密度各自不同——像是乾燥藥草跟樹脂混合使用——

很可能會需要用有黏性的東西把它們組合在一起。我喜歡用蜂蜜,蜂蜜可以賦予成品它自己特有的溫暖甜蜜香氣。加入蜂蜜前,留下大約百分之十的乾燥薰香備用。在另外百分之九十的薰香中加入剛剛好的蜂蜜,讓所有材料能混合在一起。如果加入太多蜂蜜,可以再次加入預留出來的香粉調整黏稠度。燒一小撮完成的基礎薰香,對它的味道還滿意嗎?不滿意的話,這裡再加一點,那裡再加一些,持續嘗試直到你對成品感到滿意。打開你的內在感官,接收直覺的引導。就像有時候你覺得嘴饞,於是站在冰箱前等到感到某樣食物的呼喚。這也是個調整配方中不固定材料比例的好方法。

對薰香成品感到滿意之後,可以馬上燃燒使用,或隔夜自然風乾——或可能需要兩三天——直到它的質地不再黏稠,然後就能貯存在密封容器中了。我基本上不是塑膠的粉絲,但我目前還沒找到比結實的冷凍夾鏈袋更好、更適合

存放薰香的東西。把薰香貯存在陰涼的地方，有助於保存香氣。如果要長時間貯藏，最好放進冰櫃冷凍。一切活物都會消亡，一切有機物都會腐朽。薰香可以長時間保有它的力量，美感上和魔法上都是，但還是有一定的期限──新鮮的最好。

你也可以製作其他種類的散香。例如，希臘聖山阿托思（Mount Athos）過去有超過一千年的時間禁止女人拜訪，在那裡的二十座修道院當中，好幾所的隱居修士都有研製特殊薰香的傳統，這種特別的薰香被用於聖像敬奉。他們會以研磨成細粉的乳香和香木為基底，加入混合的香油調配成稠密的糊狀物，接著手工搓揉成粒，同時唱誦：「主耶穌，神之子啊！憐憫我這名罪人吧！」這句禱詞有時候被稱為「永不止息的心之禱告」（the ceaseless prayer of the heart）。修士整天不停詠唱，那是他們靈性修行的一部分。這種薰香會被揉成長條「蛇形」並切成小塊，每一塊香會再裹上黏土粉，靜置大約一個月風乾硬化。

如何燃燒散香？

燃燒散香最簡單的方式，是放在木炭上燃燒。你會需要一個金屬或石製的碗狀容器，在其中加入厚度至少一英寸（2.54公分）的泥土、沙、礫石、鹽，或其他能夠散熱的物質。白米也可以，但不是很理想，因為會產生米飯燒焦時的輕微焦味。鹽也不是良好的選擇，因為它對某些神靈而言是剋星──包括死靈──而且鹽也不能堆肥。沙、土或米都能跟著香灰一起以堆肥的方式處理，這樣你的供奉就能回歸土地。

你也會需要香炭。香炭可以在網路上和大多數販售薰香的地方買到，它通常以八到十二個小圓盤為一卷販售。每個小圓盤被點燃之後都會完全燃燒，所以如果你要燒很多薰香，建議你一次多買一點。不要使用烤肉用的木炭，因為會產生汙染薰香味道的煙，吸入對健康也不好。香炭會變質，所以要把打開的炭放在塑膠夾鏈袋裡保存，盡量擠出空氣。

　　最後，你會需要火源，還有一把夾子或湯匙，點燃香炭的時候用來固定。由於需要使用持續的大火點燃香炭，一般拋棄式的打火機用起來不是那麼方便，很難不燙到手指。可以用壁爐或烤肉用的打火槍，或點一根蠟燭，使用燭火；也可以用瓦斯爐的爐火點燃香炭＊。把火力集中在香炭的邊緣比較容易點燃，用夾子夾著炭的邊緣，直接置於火焰上方。香炭會開始冒出火星，火星接著會散布到炭的整個表面。變質的香炭更難點燃，你可以先點燃它的整個邊緣，直到火星遍布整個炭塊。點燃之後，輕輕把它放在沙或其他材質的基底上。很多香炭在其中一側會有類似碗的形狀，把那一側朝上擺放，可以穩定支撐薰香。

　　等到香炭燒紅，覆上白灰。準備好後，放上薰香。散香很棒的地方在於能夠依喜好加入想要的量燃燒，也能在燒的同時加入或改變材料。如果想要有更多煙——例如召喚神靈的時候——可以加入一滴水，

　　這樣能創造出一團驚人但短暫的蒸汽霧團；或者加入一滴蜂蜜，創造出更持久厚重的煙霧——很適合用來召喚神靈或靈視占卜（scrying）。

　　如果希望煙少一點，這裡有個小撇步：首先不要直接把薰香放在炭火上。你知道裝茶蓋蠟燭的那種小鋁杯嗎？蠟燭燒完後，用熱水沖洗一下小鋁杯，盡量把蠟清理掉，有殘留一點蠟也沒關係。在鋁杯的底部淺淺鋪上一層散熱物質像沙或鹽，然後把薰香放在上面。直接把小杯放在香炭上，這樣薰香會以更為緩慢的方式融化、熏炙，散發出更少的煙、延長燃燒時間。小鋁杯可以重複使用多次，你也可以購買用於這個用途的小雲母片。在魔法中，我常常喜歡這樣使用大硬幣，儀式結束之後就是充滿能量的護符了。

　　無論如何使用，都要讓香炭完全燒盡、冷卻之後再用於堆肥。理想情況下，燃燒應該非常完全，只剩下灰燼；不過大多時候並非如此，尤其香炭變質

＊ 用湯匙，不要燙到自己。我知道我一直告訴你要用湯匙，但如果你要用瓦斯爐點燃香炭，那**真的必須**用
　　湯匙！

的話。如果需要撲滅還在燃燒的香炭，可以把整個香碗放進另一個碗中，然後在炭上澆水。

　　燃燒散香還有好幾種方法。你也可以使用電子香爐。電子香爐在中東非常流行，可以在中東進口商品店，還有大多清真食品店找到。如果你需要燃燒很多香，電子香爐是個很讚的選項，我家就有好幾個。它們煎炙的溫度非常低，所以同樣的薰香用量可以有更多香氣、更少的煙。它們也稍微環保一點，一方面可以減少一次性香炭的使用，另一方面則是釋放更少懸浮微粒到空氣中。如果家裡有人對煙霧輕微過敏，電子香爐會是很好的選擇。每個電子香爐都不一樣，使用前好好閱讀說明。當然，如果有人對煙霧非常敏感，無論你使用什麼燃燒方式，薰香本身就不是很好的選擇。

　　另一種方式是使用小碗跟蠟燭組成的精油燈。小碗通常是陶瓷製成，下方會有放置蠟燭的空間。我個人不使用這種方法，因為它們的熱度不足；不過如果你覺得好用，那也很棒！可以在碗上鋪一層錫箔紙，因為融化的樹脂非常難清理乾淨。

　　你也可以買可調式精油燈，這種樣式的小碗可以調整成靠近或遠離火源。我認為這種比較好。

　　你也可以在小鑄鐵煎鍋裡面燃燒薰香。先在鍋裡墊上一層鋁箔，然後放上薰香。小心，這種方法可以產生很多的煙。在房子四處燒香，或者例如薰香儀式，需要燒大量薰香時，我都喜歡使用這種方法。

用散香製作魔法油

　　散香也可以用來製作魔法油。首先把薰香磨成細粉，跟兩倍的基底油混合。要使用哪種油，應該根據最終成品的目的決定。對於大多數目的，甜杏仁油都是很好的選擇，但我有時候也用橄欖油、酥油，甚至熊脂肪，來加入它們各自的魔法力量。油的選擇顯然會影響成品的味道，實驗看看吧！

薰香混入油中之後，用非常低的溫度長時間加熱。小尺寸的慢煮鍋非常適合。如果你的慢煮鍋太大，可以把油放進跟鍋子大小吻合的罐子裡；把罐子裝到三分之二滿，然後把蓋子反過來蓋上，這樣既可以蓋住罐子也不會完全密封。接著把罐子放進慢煮鍋，在鍋中加入至少三英寸的水，用最小的火力煮大約六個小時。留意熬煮的情況，適時加入更多的水。在裝瓶前不要過濾，或者使用時再過濾。隨著時間流逝，油會繼續浸泡薰香，變得愈來愈濃。如果想要長期貯存魔法油，可以戳開幾粒維他命 E 膠囊，把液體加入油中。維他命 E 是一種抗氧化劑，可以防止油耗掉。不過，沒有天然產品能夠永久保存，新鮮的薰香跟魔法油永遠都是最好的選擇。把油裝在全滿的瓶子裡並置於陰涼處，是最好的保存方法。空氣與熱是保存的敵人。如果要長期貯存，最好冷藏甚至冷凍魔法油。

用薰香製作藥浴

大多薰香配方也可以用於魔法藥浴，不過比例上需要再實驗看看，因為材料加水煮跟燃燒時會有不同的表現。

不要把材料磨碎，而是把它們好好放進麻布茶包裡牢牢綁好。多數浴缸只需要兩大匙材料就很足夠了。一般來說，樹脂用在藥浴中香氣釋放的效果沒那麼好，所以最好省略不加。這樣不會造成任何不好的影響，而且樹脂很貴，所以還是不要浪費比較好。如果想要有樹脂香味的藥浴，最簡單的選項是使用精油。就像魔法藥浴一樣，如果沒有浴缸，可以把薰香煮成一鍋濃茶，在淋浴之後從頭頂倒下。

如何製作與使用其他型態的薰香？

香錐

這本書中所有的配方，基本上都是以散香燃燒；不過你也可以把它們磨成細粉，加入楠木香膠粉（makko powder）製成香錐。楠木香膠粉由紅楠（*Machilus thunbergii*）樹皮磨成，網路上很容易買到。雖然有其他選項，不過楠木粉是目前最好的選擇，因為它 (1) 溶於水，溼的時候能夠塑形；(2) 乾燥後燃燒穩定；(3) 基本上無味；(4) 取得容易，價格便宜。

製作香錐時需要大約一份的楠木香膠粉兌上三份薰香粉。加入一點水做成「麵團」，然後塑成錐形。如果加入太多水，只要盡可能擠出多餘的水，讓它稍微乾燥就可以了——或者加入更多香粉。我喜歡製作各種不同尺寸的香錐，這樣就能選擇每次要燒多少薰香。如果有所不確定，就把香錐做小一點。若香錐做得太大會無法好好乾燥、平均燃燒。接著，把香錐放在蠟紙上室溫風乾。當你認為它們已經乾燥時，將最大的香錐從中間的位置扳開確認。確認香錐完全乾燥之後，貯存在密封容器中，並放入一張揉皺的廚房紙巾吸收多餘溼氣。如果要長期保存，則把薰香放進冰庫冷凍。

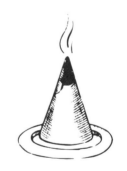

線香

你也可以從頭開始自己製作線香，不過依我的看法，做線香太麻煩了，不值得。我覺得做線香不僅會弄得很髒亂，又很浪費材料。如果要製作線香，首先得把香材磨成非常細緻的粉末，然後取出百分之十備用。在剩下百分之九十

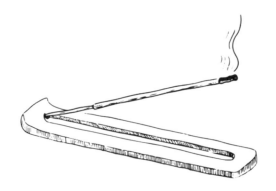

的香粉中，加入幾乎等量的楠木香膠粉——最後混合的粉末中薰香粉跟楠木粉各半。然而取決於你使用的香材及其新鮮度、你所在地的氣候，還有許多其他因素，楠木粉的確切比例變化非常大。你會需要實驗看看才能知道。慢慢加入溫水，直到粉末成為糊狀。如果加入太多水，可以加入預留下來的粉末。放在密封容器中靜置幾個小時，如果材料分離就再次混合均勻；你可能會需要再加一點水溼潤薰香，再次好好攪拌。

用瓶子或擀麵棍把香材擀平，盡可能擀薄。切下一小片來包裹竹籤——需要比鉛筆還細才行，不過能弄得愈細愈好。更簡單的作法，是把竹籤泡在混合好的精油中，然後在完整的香材中滾動沾粉。這本書裡大多數的配方都能這樣改編使用，不過你會需要實驗一下比例，因為精油跟完整香材的味道強度非常不同。用於魔法時，強烈建議使用保有原形的完整植物，而不要使用精油，因為愈是接近活體植物原本的型態，在魔法上它們愈能保有自己的性格。

雪茄

薰香雪茄——有時候不是很適當地被稱為「煙熏棒」（smudge sticks）——是另一種存在於不同文化中的薰香類型，處處可見，通常用於治療和淨化。薰香雪茄可以用任何種類的新鮮葉子製成，其中蒿屬和鼠尾草屬植物最為普遍。針葉、樹皮碎屑和花瓣都能成功納入其中；根據材料的不同，加入的難度也不同。薰香雪茄需要從新鮮藥草枝開始製作。讓葉片留在藥草枝條上，平鋪開來

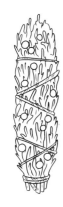

稍微風乾，但不要完全乾燥；雖然要乾燥，但還是要有一點彈性。多數的藥草只要靜置隔夜就能達到需要的效果了。如果在藥草太溼的情況下綁起來，藥草束內部就無法好好乾燥，容易發霉；但如果藥草太乾燥，就會變得太過脆弱，綁起來的時候容易解體。

依照你想要的形狀和大小，把藥草枝條組合成圓筒狀。讓枝條的頂端聚合在一起，最粗的莖部同在另一端。如果有零散的葉子、針葉或花朵，可以把它們放在中間的部分。把兩端修剪平整，然後用一隻手輕輕把雪茄壓緊。用另一隻手拿棉質＊繡線緊緊綁在雪茄中段，然後往下纏繞到尾端莖部打結；再繼續往上纏繞到頂端，打上另一個結，最後往下繞回中段；剪斷繡線，好好綁緊。搖一搖雪茄，讓鬆散的部分落下。靜置幾天風乾，然後檢查一下成品，你可能會需要再用線綁得更緊一點。搖一搖，讓鬆脫的葉子落下，然後就可以使用了。點燃雪茄的一端，輕輕吹熄火焰，直到形成炭狀。雪茄最常見的使用方式，是四處輕揮，用來薰香空間，也可以用扇子搧，或像菸草雪茄一樣用吸的＊＊。你也可以用菸紙或雪茄包材把材料捲成薰香雪茄，要偷偷施魔法的話，這是個很好的選擇：使用清空的市售香菸，再填入你自己選用的薰香。

＊仔細閱讀標籤，確定線的材料不是嫘縈，否則燃燒時會發出臭味。
＊＊顯然不是所有人、所有植物都適合這樣操作。吸入物質時請謹慎判斷。

第二
部分

製香素材

INGREDIENTS

如何使用這裡的香材指南？

　　本書這個部分中，我們會討論各式各樣可以入香的材料，種類繁多。不過，其實你的庫存材料不需要有那麼多，書中很多配方其實用廚房櫃子裡容易取得的材料就能製成了：一種樹脂、一種香木、一種蒿屬植物、一些花瓣，還有一些可以在任何食品店買到的香草和辛香料就夠了。我們也會討論到一些採收上難以符合道德標準的植物，請記得調查農耕情況之餘，也要研究一下產品來源地人民的勞動、貿易與寄送方式。為求資訊完整，我納入了很多不同種類的材料。不過我自己製香的時候，更喜歡在當地環境就能種植或野外採集的植物，它們是我的第一首選。

樹脂

　　芳香樹脂又被稱為香脂（balsams），是植物的天然產物。雖然我們有時候用「樹脂」這個詞泛指所有樹木產出且帶有黏性的物質，但技術上而言，樹脂不是樹液，而是植物內部一種特別的樹脂細胞產出的液體，通常是因為植物受傷才分泌的。生出的黏液會覆蓋樹皮上的傷口並慢慢凝固。雖然每一種樹脂都獨一無二，但如果你櫃子裡的材料有限，一般來說樹脂之間都能互相替換使用。所有樹脂都共有一種馥郁、木質的香味，迴響著古老教堂的氛圍。如果你閉上眼睛，喚起「薰香」的氣味，你想像的很可能會是樹脂合香的味道。我喜歡把樹脂薰香那種溫暖、美妙的香味，想像成從天堂的烘焙坊飄出的味道。

　　地球上幾乎每一個文化都將樹脂當作神聖薰香使用。例如，在歐洲，乳香和沒藥是最受歡迎的樹脂，在天主教和東正教的彌撒中都會燃燒。這個習俗從近東引進歐洲，乳香和沒藥兩者皆不產於歐洲大陸。在美洲，松脂和柯巴脂是最受喜愛的薰香，從古至今被原住民神聖儀式執行者和魔法師用於眾多不同的儀式場合。在亞洲，龍血和安息香被用於醫藥、宗教和魔法等目的。

就魔法而言，樹脂本質上是凝固的森林陽光，它們的魔法力量主要是有太陽和天空的性質，其中純潔、神性、高貴和富裕的特質特別突出，非常適合用於治療、占卜、淨化，以及寧靜、財富還有愛情魔法。由於它們在奢侈貿易商品中的歷史，多數神靈都很樂意接受樹脂為祭品，用於財富、豐盛、名位、影響與吸引力相關的工作會有非常傑出的效果。在這個脈絡下，它們連結到了木星的領域；然而，在我的認知中，它們本質上更偏向太陽。

所有樹脂都有強烈的天空頻率。它們的頻率很高，對冥想和觀想都能帶來絕佳的助益。樹脂薰香也是獻給所有太陽跟天空神祇的祭禮，受到大多天使和天上之神喜愛。樹脂能幫助我們連結到大地的智慧，參與到樹木的對話之中。它們是帶來療癒的香脂，喚醒心靈，喚醒記憶、幸福和靈感，也喚醒靈魂，治療了過去的傷口。樹脂能夠為死者的靈魂帶來力量，讓它們得以踏上前方「漫長的旅程」，也是獻給偉大死者與親愛死者（Mighty and Beloved Dead）的上等祭品。

燃燒樹脂會產生濃重、持續的煙幕，極為適合作為靈體實體化的媒介；可以加入幾滴水或蜂蜜強化這個效果。除此之外，很多樹脂也有輕微的入神效果，有助於心靈的清晰、開放和恬靜。如果不確定魔法儀式要配合哪種薰香，樹脂幾乎永遠都是最棒的選擇！唯一要注意的例外是跟惡魔合作的時候，他們通常不太喜歡樹脂。

野外採收樹脂

很多種廣為人知的樹脂都遭到過度採收，而且種植跟採收方式常常可能對環境造成不良的影響，勞工方面也時常遭到脅迫勸誘。取得這些材料的時候請務必留意。正好，你在魔法中能使用的最強大的樹脂，也會是來源最環保、最負起道德責任的樹脂：也就是在自家庭院或當地採集的任何一種樹脂。多數針葉樹（葉呈針狀的常綠植物）都會生產樹脂，不過某些品種生產得更多。

認識當地的植物。在我居住的賓夕凡尼亞西部，東岸白松產出了最多的樹

脂，能作為非常美妙的薰香。多數針葉樹、很多落葉樹（寬葉樹），還有某些開花植物都會有樹脂，不過不是全部都適合入香。建議蒐集所有你找到的樹脂，回家實驗看看。當然，不用說，吸入不熟悉的物質前請務必謹慎判斷。

如果要野外採集樹脂，可以帶一個矮罐、堅實的奶油刀、一瓶水，然後前往針葉樹生長的地方。

罐子跟刀應該只用在樹脂採集，因為要把樹脂清理乾淨極度困難。你可以戴上橡膠手套，因為採收樹脂很容易沾得到處都是。尋找有斷枝或其他傷口的樹，檢視傷口，看看有沒有水滴般的樹脂。除非有很大顆、很大團的樹脂，否則**不要**採收！樹需要樹脂來治療傷口，只能拿走滴下來的多餘樹脂。採收之前，看一看樹的周遭。有垃圾嗎？有的話把垃圾撿起來。有什麼是你能為樹做的嗎？有的話就做吧！

刮下多餘的樹脂，放進罐子裡。根據樹脂形成的時間長短，可能會夠硬夠脆，很容易取下，也可能還很溼黏，需要刮下來。樹脂有時候需要很長的乾燥時間（數年之久）。一般而言，最好讓樹脂在樹上至少部分結晶化再採收，但你也可以把它平鋪在蠟紙上，放在櫥櫃裡陰乾；也可以把還帶有黏性的樹脂放在藥草或其他材料的粉末中，揉成小球。

不管你是否在野外採集樹脂，你可能都會想要把它們磨成粉。傳統上使用研磨缽和杵磨製，不過操作起來困難而且費時。就我的經驗，很值得投資一臺咖啡磨豆機且只用在這個用途。不用煩惱怎麼把這臺磨豆機清理乾淨，好讓它能再次處理食物，因為你永遠無法把樹脂都清理掉。

乳香

乳香是乳香屬（*Boswellia*）樹的樹脂，使用的歷史非常漫長，而且充滿故事，遍布北非與中東地區。乳香的氣味非常難以形容：溫暖、乾燥、微微辛辣、甘甜，帶有像是濃郁的肉桂熱奶油的香味；同時也帶有松香、一點檸檬

香，隱約的底調讓人想到長滿蘚苔的深邃森林。品質較高的乳香更加馥郁溫潤，酸味較少，而果香更為強烈。如果你不自己野外採集，並且只儲備一種樹脂，那很可能應該選擇乳香。在接下來的段落，我會透過跟乳香比較來描述其他樹脂的香氣，雖然光是不同種類的乳香之間香氣也都不同。

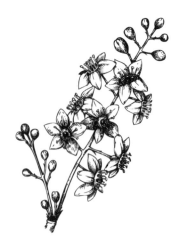

在較老的文獻中，乳香常被稱為「歐利巴儂」（olibanum），這個字跟古閃米語的「奶」、「白色」和「月亮」有著非常緊密的關聯。近東地區的乳香貿易有著非常詳細的文字記載，歷史至少四千年，甚至極有可能更加久遠[25]。《聖經》中提到乳香五十二次，埃及的文獻亦有類似的大量紀錄。乳香樹是示巴女王帶給所羅門王的禮物之一，不過他們抵達時乳香樹可能已經枯萎死去了，因為乳香只生長在特定的氣候環境。事實上，有些古代傳說說：乳香樹只生長在最為不適合居住的地方，受到龍群守護，任何嘗試採收乳香樹脂，卻不知其祕密的人，都會被龍攫走。這些龍被稱為「有翼之蛇」（Serpents with Wings）[26]

當然，乳香也是傳說中三賢王帶給聖嬰耶穌的禮物之一。在某些版本裡，乳香是智者梅爾奇歐（Melchior）從阿拉伯帶來的獻禮。「梅爾奇歐」是「光之王」之意，他是神聖之光的化身，祝福了聖嬰基督。同樣的，乳香也是陽光的物理化身。

乳香的味道雖然對人類來說悅人無比，卻讓很多飛蟲避之唯恐不及。在中東和北非[27]，它長久以來都被用作驅蚊香。或許是這點，在魔法上也給了它驅蟲劑的名聲。那些讓人不愉快的神靈或能量，很少能輕易承受乳香的煙熏。讓整個房間變成乳香煙霧室吧！用於病房也非常有效。你也可以用更能掌控的量，逆時針繞著房間燃燒乳香，用於預防性的靈性淨化。不管什麼時候，驅逐了不要的神靈或能量之後，都應該以邀請想要的前來作結。自然厭惡空洞。

　　研究顯示，乳香對情緒有提振的功效，能夠預防焦慮[28]。近期的研究也指出它可能有輕微的致幻效果；這個事實有漫長的歷史可以佐證。例如，巴比倫的塔木德[29]告訴我們：為了「混淆心智以減輕痛苦」，會讓被宣判死刑的囚犯飲用溶有乳香的酒。在約旦，乳香被視為催情藥，能夠促進雄風、提升育力。在魔法上，乳香能增進勇氣、喜悅、成功和純粹的愛。

　　乳香在傳統中藥裡被用來提升學習成效和記憶，尤其是長者。懷孕婦女傳統上也用它來確保孩子有絕佳的記憶、過人的智力。在西方，乳香負有開啟感官的盛名——包含物理和靈性兩種感官。儘管乳香非常安全，但用作醫藥之前，請一定要諮詢醫師或專業藥草醫師。

　　在我個人的魔法中，乳香的上古之靈（ur-spirit）最常對我展現的形象，是穿戴著富麗金裝的黑皮膚年老男人。他有著長長的白髮和鬍鬚，戴著精緻的紅色土耳其氈帽（fez），帽子上點綴著金色和黃色流蘇。他懷裡有個鑲金的漆黑木盒，裝滿了瑩亮的乳香。這些擬人的形象其實都非常個人，並不是乳香真正的樣貌，而是乳香為我披上的外衣。它對你展現的形象可能會非常不同。

沒藥

　　沒藥是好幾種不同的沒藥屬（*Commiphora*）樹所分泌的樹脂，在葬儀薰香以及用於跟死者相關、更實際的工作上，都有很長的歷史。沒藥在古埃及被用於屍體防腐，後來持續作為歐洲葬禮的標準配置直到十五世紀。

25. .Gus W. Van Beek, "Frankincense and Myrrh in Ancient South Arabia," Journal of the American Oriental Society 78, no. 3 (July-September 1958): 141-52. www.jstor.org.

26. Herodotus, *The History of Herodotus, translated by George Rawlinson* (London: John Murray, 1858), mit.edu. 2:75, 1-4.

27. Mulugeta Lemenih and Demel Teketay, "Frankincense and Myrrh Resources of Ethiopia: II. Medicinal and Industrial Uses," SINET: Ethiopian Journal of Science 26, no. 2 (2003): 161-72. semanticscholar.org.

28. Danielle M. Strebel, Andrew J. Fangel, Tony M. Wolfe, and Emily J. Mason, "Anxiolytic and Anti-Depressant Effects of Boswellia Extract on CD1 Musmusculus," BIOS 85, no. 2 (May 2014): 79-85. doi.org.

29. I. Epstein, ed., Tractate Sanhedrin, Jacob Shachter與H. Freedman翻譯 (London: Soncino Press, 1987), Sanhedrin 43a.

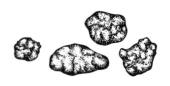

埃及的一幅第五王朝壁畫描繪了薩胡拉王（Sahure）照料著一株沒藥樹，並帶有這樣的銘文：「薩胡拉的輝煌展翅飛向天堂」[30]。沒藥經常跟乳香配成一對，也跟乳香一樣有著豐富的聖經歷史。在《聖經》中，沒藥與以斯帖（Esther）女王有著強烈關聯，因此也連結到了伊絲塔（Ishtar）女神。它是以色列古代神殿克托列特（Ketoret）聖香中的關鍵材料＊。在希臘古代，女孩密耳拉（Myrrha）的父親讓她懷上自己的孩子後，卻指控她誘惑了他，還嘗試滅口，於是阿芙蘿黛蒂將女孩變成沒藥樹。化身為沒藥樹的密耳拉生下了一個孩子，也就是不朽的阿多尼斯——後來眾多女人皆為他的悲劇哭泣。所有凡人女子的淚水跟阿多尼斯母親的淚水交匯在一起，化成了沒藥閃閃發光的金色樹液。在基督教神話中，沒藥（就像乳香）是三賢王帶給聖嬰耶穌的禮物，且經常被認為是巴爾薩札（Balthazar）的獻禮。這位年輕賢王來自葉門，有著深色的皮膚。

乳香代表耶穌的神性，而沒藥象徵的是他身為凡人終將死去的現實，還有他的死之力量。

有些人認為現代的沒藥跟古代人提到的沒藥並不相同，但就我所知，沒有直接的證據能證實這點。佛羅倫斯大學的研究者發現，沒藥作用於大腦中的鴉片類物質受體——至少在老鼠身上是如此[31]。比起乳香，沒藥的味道更幽暗、沉重，更帶有麝香跟堅果香，也更有藥草氣息。好的沒藥尾調有股生物的臭味，有時候類似比較便宜的乾草。

除了所有樹脂都共有的太陽和樹木性質，沒藥的魔法用途更偏向土星和月亮的能量。它也有強烈的地下世界頻率，對死者和多數地下神祇都是絕佳的供

---

30. Pearce Paul Creasman and Kei Yamamoto, "The African Incense Trade and Its Impacts in Pharaonic Egypt," African Archeological Review 36 (August 2019): 347-65. doi.org.

31. Colin Schultz, "There's More to Frankincense and Myrrh Than Meets the Eye," Smithsonian Magazine, December 24, 2014. www.smithsonianmag.com.

32. Karl Preisendanz, *Papyri Graecae Magicae*, Volume 1 (Leipzig, Germany: Teubner, 1928). doi.org. 從此處起，《希臘魔法紙莎草》將依慣俗縮寫為「*PGM*」。

＊請在本書最後一章參見克托列特的配方。

品。在同一個脈絡下，沒藥對針對療癒悲傷、釋放對死亡的恐懼和前世相關問題的魔法，也能帶來非常大的助力。

藥用上，沒藥主要用於消毒、預防感染，它也有著同樣的魔法性質。沒藥用於對抗病房的瘴氣有著絕佳的效果。用於治療咳嗽和感冒時，在水氧機裡加入精油通常會比使用薰香來得更好。

你也可以把沒藥當作神靈盟友直接呼喚，如同以下希臘－埃及古典時代晚期的咒語所示。這道咒語已經被我用英文詮釋了（並由譯者譯為中文）。在莎草紙上，它用於誘迫性的愛情咒術，不過最後一行說明了只要調整祈求的內容，它也可以用於各種用途。你祈求的內容需要兩種版本，一份長版，一份短版。

用於沒藥的祈請咒文

改編自《希臘魔法紙莎草》[32] 卷四 1496-1595

沒藥啊！一切的解藥，嚴厲的你來自火焰
中介者、調解者，你讓靈魂發出熊熊烈焰。沒藥是你在凡俗人間的名字
而我此刻以你的祕密之名喚你：
薩爾科法古斯（Sarcophagus）、食肉者、灼心之人，我呼喚你。此時此刻我呼喚你，命你前去，
不是到那遠方的阿拉伯，不是到那遙遠的巴比倫

而只為了去實現我的意志，帶著善意為我牽線：〔此處插入完整祈求內容〕
去執行這一切吧！因我以這三個聖名命令你：阿奴克索　阿布拉薩克斯拖（ANUXO ABRASAX TRO）

---

33. Wendy Makoons Geniusz, *Our Knowledge Is Not Primitive: Decolonizing Botanical Anishinaabe Teachings* (The Iroquois and Their Neighbors) (Syracuse, NY: Syracuse University Press, 2009), 73.

將我的要求圓滿實現，喔！沒藥啊！當你把力量交予火焰，
〔此處插入短版祈求內容〕

我，〔名字〕，母親是〔名字〕，以這些祕名我請求你：
瑪爾帕骷利茲　那薩阿利　那依媽列　派帕里　涅哭里
（MARPARKOURITH NASAARI NAIEMARE PAIPARI NEKOURI）
我將你投入燃燒的火焰
以那不朽與萬能的神我命令你，我再次命令你：
阿多奈　巴爾巴爾　伊阿歐　薩佶列（ADONAI BARBAR IAŌ
ZAGOURE）
哈爾薩摩西　阿勞烏斯　薩勞烏斯（HARSAMOSI ALAOUS & SALAOS）
你支撐著眾人的性命，聽我祈請，聽啊，聽啊，喔！
偉大的神啊：阿多奈　誒提亞（ADONAI ETHYIA）
生於自身、永垂不朽的神　誒伊歐誒　伊阿歐　阿伊歐（EIOE IAŌ AIŌ）
弗內歐斯　斯芬忒斯　阿爾巴提阿歐　伊阿歐　伊阿誒　伊歐阿　阿伊
（PHNEOS SPHINTES ARBATHIAŌ IAŌ IAE IŌA AI）

你是
烏爾　貢塔洛爾　拉拉艾爾
阿布拉　布拉哈
索洛爾摩洛黑嘎爾　瑪巴弗利歐羅喀斯　伊阿歐　薩巴歐忒
馬斯科里　馬斯科洛
阿蒙所伊　阿諾克　里喀斯　佛諾肯祂巴歐忒　蘇薩伊　歐隱非色喀　馬非
拉爾　阿奴林　伊巴諾忒　阿盧艾爾　克努弗　阿諾克　巴緹　歐喀　伊
阿爾巴斯
巴包歐巴爾　誒洛埃

（OUER GONTHALOR RARAEL

ABRA BRACHA

SOROORMEROHEGAR MARBAPHRIOROGX IAŌ SABAOTH

MASKELLI MASKELLO

AMONSOE ANOCH RIGX PHNOUKENTABAOTH SOUSAE

OHINPHESECH MAPHI RAR ANOURIN IBANOTH AROUER

CHNOUPH ANOCH BATHI OUCH IARBAS

BABAUBAR ELOAI.）

〔此處插入短版祈求內容〕

去做吧！就在今天，就在今夜，就在此時此刻！

慕洛忒　弗非忒　弗托伊忒　弗托夷忒　非儂

（MOULOTH PHOPHITH PHTHOITH PHTHOYTH PENON）

我有力量的人啊！我也呼喚你！

弗坦　阿諾喀

（PHTHAN ANOCH）

聆聽我的話語，獨生者，

馬內比亞　拜依　克里盧歐忒　塔戴恩　阿多奈

誒魯　努尼　彌翁克斯　克蘇提埃　瑪爾瑪勞烏忒

（MANEBIA BAI CHYRIRUOTH THADEIN ADONAI EROU NOUNI

MIOONX XOUTIAI MARMARAUOTH）

〔此處插入短版祈求內容〕

此時此刻，此時此刻！馬上，馬上！快！快！快！

松樹

　　北美喬松（*Pinus strobus*）被霍迪諾肖尼人（Haudenosaunee，或稱易洛魁〔Iroquois〕）稱為「和平之樹」，這個名號來自它在創造「大和平時代」（Kayanerenh-kowa）所扮演的核心角色。原生於美國東北與加拿大東南部分區域，北美喬松的松脂是我最常在野外採收的樹脂。在美國西部，松子樹（pinyon pine）數量最多。我跟松子樹的活體沒有太多互動的經驗，不過它的樹脂跟喬松的非常難以區分。除非要作為特定生態區域的代表，或在原住民傳統儀式脈絡中使用，我認為所有松脂都能互相替換。

　　松樹不貴、結實，不需要太多養護，因此常常被種在公園、墓園還有其他公共空間：這些地方都非常適合採收樹脂。跟你預期的一樣，在墓園採集的松脂特別適合用於跟死者有關的工作。在賓夕凡尼亞西部這裡，還有整個東北地區，喬松經常被當成聖誕樹使用。在聖誕樹林園不忙的時候，如果客氣詢問，很多都會願意讓你採收松脂。

　　你一定能認出松脂這種味道，它在有松香的清潔劑裡很常見；過去松香清潔劑就是用松焦油製作而成的。松香清新、乾淨利落，微微帶有柑橘氣息。松脂有殺菌、預防感染和清潔的效果，它也有相同的魔法用途，極為適合用於淨化和療癒工作，以及為靈視帶來清晰。松脂很適合用來吸出侵入物，尤其是靈性上的感染或心靈的侵入物。用於這個目的時，松脂有時候會跟樟腦混合使用。松針也非常適合入香，可以跟著松脂一起採收。霍迪諾肖尼人會在春天跟秋天燃燒松針，讓清淨的煙充滿家裡。

　　喬松不只是個重要的魔法夥伴，也是野外求生時的強大盟友。松針茶富含維他命 C，預防身體不適的效果絕佳。松樹的形成層可食用，但不是特別可口。松脂可以用來防水和封上縫隙，從獨木舟到小傷口都能使用。

對這本書大多數讀者而言，松樹很可能是你所在地區唯一有名且生產樹脂的樹。花時間熟悉這種樹非常值得，不要只是將它當作媒材的來源，也要視它為神靈盟友敬重對待。

希俄斯洋乳香 *Chios Mastic*

希俄斯洋乳香是乳香黃連木（*Pistacia lentiscus*）的樹脂，它是沒那麼有名，卻非常貼近我心的樹脂。它唯一的原生地是希臘的希俄斯島（Chios）──土耳其西岸海上的島嶼。島上有二十四個「洋乳香村」專門種植採收，從拜占庭時代開始就是唯一照養這種樹的農人。根據我的家族傳說，我的曾祖母凱瑟琳的家族之所以在一八二二年的希俄斯大屠殺生還，是因為他們是照顧洋乳香樹的農人，蘇丹希望有洋乳香進貢，所以饒他們不死。希俄斯洋乳香的味道和香氣類似柯巴脂，但稍稍更為明亮、陽光、年輕，並可能帶有甘草或杏仁的香調。

我有很多年長的親戚喜歡嚼口香糖一樣嚼洋乳香，他們說這樣能安撫腸胃。這個傳統非常古老──希波克拉斯就推薦咀嚼洋乳香來保持口氣清新。事實上，「mastic」這個字跟希臘文的「咀嚼」有非常緊密的關聯，跟英文的「masticate」一字也有關。

古典時期，乳香被進口到埃及，在那裡用作薰香、醫藥、食物香料還有防腐材料。它是埃及薰香「奇緋」的關鍵材料，我們會在本書最後一章討論。在魔法上，希俄斯洋乳香甚至比乳香更有太陽的屬性，稍微帶點海洋的感覺，它是淨化和帶來明晰的絕佳樹脂，也常常是基督教聖油「chrism」的重要材料。希俄斯洋乳香也是魅惑魔法和吸引戀人咒術的頂級媒材。

柯巴脂 *Copal*

許多原生於中南美洲樹木的樹脂，都被稱為柯巴。在哥倫比亞發現新大陸之前，許多中美洲文化都會在儀式中燃燒柯巴，並不特別區分來源。在美國商店買到的柯巴品種，通常是 *Protium copal*。

英文的「copal」源於納瓦特爾語（Nahuatl）的「copalli」，意思是「薰香」。在整個中美南美洲不同的民族中，柯巴脂都有很長的使用歷史。今天，墨西哥南部跟中美洲的原住民在汗舍典禮（sweat lodge ceremony）以及神聖蘑菇典禮上都會使用柯巴。

跟所有樹脂一樣，柯巴非常適合用於淨化、驅逐和療癒，也非常適合作為多功能的神殿薰香。多數柯巴脂的香味比乳香清淡，類似希俄斯洋乳香，但果香味較淡。

龍血 *Dragon's Blood*

龍血是用來指稱很多不同種類鮮紅色樹脂的俗名。在商店買到的龍血，通常是黃藤屬（*Daemonorops*）植物。在古代地中海區域，最常見的品種則是索科特拉龍血樹（*Dracaena cinnabari*）。由於它的顏色還有跟龍的關聯，龍血比其他樹脂更具有火星屬性。除了入香，龍血樹脂經常被磨成粉，用於油光漆、顏料、染料或墨水。龍血乾貨幾乎沒有味道，燃燒時會產生清淡的甜味、果香，只稍微帶有樹脂氣息。

用作薰香或顏料的龍血非常適合用於攻擊魔法，還有跟防禦攻擊有關的工作。帶著正在燃燒的龍血香，繞著房屋的界線順時針走三圈，並在各個角落放上一小堆龍血，就能快速創造防護牆。因為跟血的關聯，將龍血用於生理上或隱喻上的心都會是很強大的魔法。

龍血樹的古希臘名「drakaina」指的是「母龍」，也是眾多女神的魔法名，

包括黑卡蒂、雅典娜還有狄蜜特。在我的魔法中，我時常呼喚大母龍（Great
Drakaina），她是黑卡蒂在地下世界的化身，教導神諭和化形。龍血對龍化形術
有極大的助益：吸入龍血香煙，練習想像自己吐出火焰。

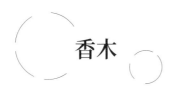

香木

大多木料燃燒時都會有非常宜人的香氣，從松木令人懷念的營火味，到山
核桃的烤肉焦香；從檀香的甜軟到樟木的藥香……能取得樹枝、木屑、角料碎
塊時，建議你試著燃燒看看，體驗一下它們作為薰香的感覺。不過要注意，商
用的木料常常會經過有害的化學處理，你不會會想要吸入的！在森林中時，可以
聞一聞所有的樹！如果樹聞起來很香，通常燃燒後會更香。蒐集各種樹葉、
針葉還有小枝條，回家試驗看看。如果不確定蒐集的材料來自哪一種樹，記得
拍照記錄，之後才能請人幫忙辨識。當然，實驗燃燒不熟悉的東西時，還是要
保持一定程度的謹慎。請在室外燃燒，並只燒小枝條，不要燒木粉。枝條燃燒
的速度比較慢，就算你燒的木材有毒，吸入的煙量也不足以導致傷害。有少數
幾種樹木我不建議燃燒，包括紫衫，大量燃燒具有毒性；還有臭椿（或稱天堂
樹），一種具有侵入性的植物，燃燒時味道非常難聞。

檀香 *Sandalwood*

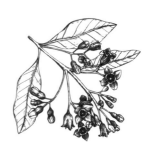

檀香是從多種檀香屬（*Santalum*）的寄生性植物採
收下來的香，在薰香使用上有著傳奇的色彩，尤其在印
度和遠東地區。它的香氛保質期很長，即便打成粉依舊
穩定，這是它在香木中富有盛名的主因。令人難過的

是，這也導致檀香遭到過度採收，取得檀香時請留意來源。白檀或名印度檀香（*Santalum album*）是瀕危物種，不建議使用。

紅檀或名澳洲檀香（*Santalum spicatum*）——你猜得沒錯！——是在澳洲商業栽種的品種，也是更好的選擇，雖然還是比不上你當地原生的芳香木料。白檀在澳洲也開始人工栽培了，不過檀香樹需要很長的時間方能成熟，目前還無法大量採收。

檀香的氣味非常難以形容，但對多數人來說是種熟悉的「東方薰香」，味道帶有奶香、柔滑、馥郁、細膩且溫暖，聞起來跟我想像的仙女母乳一樣。檀香普遍用在印度宗教的習俗中，其梵文名是「chandana」，對濕婆和吉祥天女特別具有神聖意義。檀香有時會被磨成粉，和水拌成膏，用來塗抹神像、信徒與儀式物件；有時候也會加入番紅花。

就像一切奢侈貨品，檀香代表富裕，在招財工作上的效果非常傑出；它也能改善冥想和入神時的注意力。跟大多出現在埃及木乃伊防腐過程中的植物相同，檀香也是獻給偉大死者的絕佳供品——不過這部分我更喜歡雪松。在朝鮮神靈的工作中，檀香扮演了世界樹（或生命之樹）的角色。用檀香伴隨禱告或作為給神聖神靈的獻禮也非常合適。天使聖德芬（Sandalphon）的名字雖然在字源學上跟檀香沒有關係，但在民俗傳說中卻跟檀香連結在一起。據說聖德芬蒐集了眾人的薰香和禱告，織成花環用來冠冕神。在現代英語系異教信仰中，檀香經常被用於淨化和療癒，兩者都包含在傳統用途的範疇之中。因為檀香的寄生特性，它也非常適合用於負面工作，不過使用前記得喚醒它寄生的這一個面向。

雪松 *Cedar*

技術上而言，「雪松」指的只有雪松屬（*Cedrus*）的樹，原生於喜馬拉雅山脈和地中海山區。其中最有名的或許就是充滿傳奇色彩的黎巴嫩雪松（*Cedrus libani*）了。不過，在美式英語中，這個名字指稱的芳香樹種更為繁多廣泛，包

括加州香雪松（*Calocedrus decurrens*，即美國肖楠〔Californian incense cedar〕）、西部紅雪松（*Thuja plicata*，即美西側柏〔western red cedar〕）、白雪松（*Thuja occidentalis*，即北美香柏〔white cedar 或 eastern arborvitae〕）。北美圓柏（*Juniperus virginiana*）有時候也被稱為東部紅雪松，不過它其實是一種圓柏。但接下來我會把它們都納入討論。雪松是北美洲極其常見的薰香植物，原住民、移民魔法師以及跟神靈打交道的人都會使用。木料和松針可以相互替換，並當作薰香燃燒。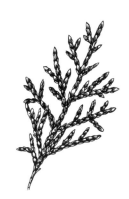

　　所有的雪松都能作為獻給天上神靈和死者的絕佳供品。舉例來說，黎巴嫩雪松是古埃及製作棺木的木材首選。歐西里斯被塞特殺害後，雪松是祂最後的安息之地。跟雪松多樣的魔法和工具用途一樣，這種木材之所以被用於製作棺木，是因為它抵抗腐敗和蟲蛀的力量，這樣的特性給了它一種不朽的氣質。雪松抵禦蟲蛀的效果，也讓它被用於製作許多不同種類的容器：小盒子、大箱子，甚至大更衣間。我年輕時住的房子裡有一個跟我的房間相連的雪松更衣間。那時候我是個青少年，把它當作我的魔法工作神殿使用，雪松的香味在我的魔法中至今仍有那種親暱的感受。

　　我所在地的雪松大多是北美香柏或白雪松，原生於我所在的生態區域較冷的地區，在整個美國東北都非常常見。因為它們長得又高又直又快，用於擋風或隱私遮蔽物都極為良好，經常被用於造景中。白雪松在魔法和生存技能上都是超棒的盟友，而且它還有著深邃又神聖的過去。它的名字在尼什那比（Anishinaabe）語中是「Nookomis Giizhik」，也就是「雪松老祖母」。在尼什那比的藥論中，白雪松立於北方[33]。

　　魔法上，雪松最常擔任世界樹的角色，還有淨化者、守護者。就像許多淨化的植物，雪松也可以當成墮胎藥使用，但我不推薦用於這個目的。尼什那比

---

34. Jacques Rousseau, "Le Folklore Botanique De Caughnawaga," Contributions de l'Institut botanique l'Universite de Montreal 55 (1945): 7-72. Here p. 35.

會把雪松環掛在門上，避免不受歡迎的訪客前來；掛在床頭可以預防惡夢。在現代賓州巫術（Pow-Wow）中，雪松松針茶被當作飯後漱口水，這個習俗也有清潔魔法的功效。雪松清淨空氣的效力奇好，可以把雪松枝幹放在病房或其他需要強力清潔重啟的地方。在汗舍儀式中，最常見的使用方式是精油型態；霍迪諾肖尼族的獵人在出發打獵之前，會先用雪松蒸氣浴淨身[34]；奇珀瓦（Chippewa）人則在儀式中使用新鮮樹枝[35]。

傳說雪松的生長有著完美的對稱，它們的樹冠跟樹根形狀相同。有個故事說：如果一隻鳥媽媽在某根樹枝上結巢，相對應的樹根處也會有一隻兔媽媽作窩。雪松把世界連結為一體，體現了宇宙的平衡。將雪松用作薰香，可以把禱告跟咒語帶向天界，也能往下帶到地下世界。這是雪松作為世界樹的工作之一。雪松薰香用於入神旅行亦是極好的選擇。

雪松加入需要提振力量的薰香時有非常出色的效果，也很適合用於和死者相關的工作——尤其是親愛的祖先。它能夠打開靈能感官，更重要的是還能打開我們的心靈，讓我們接收到平時不會注意到的訊息。不過，雪松也能用於放逐。雪松是洞見之樹。波多沃米人（Potawatomi）在驅魔儀式中，會將雪松放置於火炭上燃燒，用來淨化聖物[36]；我自己也這樣使用。

絲柏與圓柏 Cypress & Juniper

絲柏是柏科許多不同樹木的共用名稱，這個名字源自*希臘文的「Kyparissos」——一位希俄斯的年輕男子。他成為了阿波羅的情人——或者西爾瓦努斯（Sylvanus）的情人——最後被變為絲柏樹。絲柏跟哀悼還有地下世界有著非常緊

---

35. Melvin Randolph Gilmore, *Some Chippewa Uses of Plants* (Ann Arbor, MI: University of Michigan Press, 1933), 34.

36. Huron H. Smith, "Ethnobotany of the Forest Potawatomi Indians," Bulletin of the Public Museum of the City of Milwaukee 7 (1933): 1-230. Here p. 70-71.

37. Paul Hamel and Mary Ulmer Chiltoskey, *Cherokee Plants and Their Uses: A 400 Year History* (Sylva, NC: Herald Publishing Company, 1975), 28.

＊ 雖然神話是很多植物名稱的來源，但幾乎可以肯定的是，描述這種植物的神話故事是後來才出現的。

密的關聯，是獻給親愛的死者之絕佳祭品。圓柏是絲柏家族中的一支，常見於西伯利亞和俄羅斯魔法薰香。

地中海柏木，或稱為托斯卡尼絲柏（Tuscan cypress），以裝飾樹種而受到喜愛，被栽種了千年之久。這種樹可以活到非常非常老；因為它們有著永生不死的名聲，所以很常被當成獻給死者的祭禮。在古希臘，圓柏是復仇三女神的神聖植物，經常作為獻給陰間神祇的祭品燃燒。人們將它編為花環獻給冥王普路托（Pluto），而雅典的喪家也會在房屋各處綁上絲柏樹枝。

它在羅馬葬禮上也有著非常廣泛的使用，包括放置在骨灰罎上。對古希伯來人而言，絲柏也是哀悼的象徵，在以色列人的墓碑上一直是很受歡迎的裝飾元素。

在我居住的地方，以及美國東部大部分地區，最常見的原生種絲柏是北美圓柏（Juniperus virginiana，也被稱為東部紅雪松，雖然技術上來說它並不是雪松）。它是非常長壽的樹——在西維吉尼亞有一棵已經九百四十歲了——這為它增添了智慧與無堅不摧的美名。北美圓柏是種先驅物種（pioneer species），當一個區域受到野火或人類摧殘後，它會非常快速地出現，例如在建築工地。圓柏木對腐朽的抗性非常高，因此經常用作圍籬木樁。從美洲史前時代開始，它就已經用於這項用途了，並持續沿用到現代的建築工程中。圓柏與界限還有十字路口的關聯，也讓它成為水星相關領域的優異媒材。

總的來說，圓柏——尤其是北美圓柏——對入神有極佳的助益。如同多數巫術植物，大劑量使用有墮胎的效果；歷史上，切羅基人（Cherokee）便如此運用[37]。如同所有的絲柏，北美圓柏跟地下世界也有著很強的連結，作為供奉死者的薰香非常合宜。拉科塔人（Lakota）會在葬禮上燃燒，而奇珀瓦人則將它放於墓地上[38]。

38. Shelly Katheren Kraft, "Recent Changes in the Ethnobotany of Standing Rock Indian Reservation." (M.A. thesis, University of North Dakota, Grand Forks, 1990), 30.

39. Francis Hapgood Elmore, *Ethnobotany of the Navajo* (Santa Fe, NM: School of American Research, 1944), 20. babel.hathitrust.org.

40. Gilmore, *Some Chippewa Uses of Plants*, 73.

　　跟所有絲柏一樣，北美圓柏也是防禦的強大盟友。它長得又壯、又高、又直，像戰士一樣矗立著。在納瓦荷（Navajo）部落中，北美圓柏是製作戰舞杖的木材首選[39]；達科他人（Dakota）則將它當成避雷針使用[40]。北美圓柏所做的並不是讓麻煩遠離，而是正面迎擊。因此，就如萬用護盾這種長效型防禦工作而言，它並不是很好的選擇。比較好的作法是：當所有其他選項都失敗，而你要掉進危險中的時候，呼喚絲柏的守護。

櫻桃木與其他果木 *Cherry & Other Fruit Woods*

　　我最喜歡燒的芳香木料是櫻桃木。小時候，我們家院子裡有一棵老景觀櫻桃樹，它是我親愛的朋友，也是我的第一棵世界樹化身。就在學校放暑假的時刻，它粉色的花瓣如雨如雪灑下，彷《佛蘇西狂想曲》（*Seussical*）。

　　那絢爛剪紙般的花雪是我所能想像最充滿魔法的事物了。某些罕有的時刻，我們會在壁爐生火，我父親總會為了美妙的香味加入一些櫻桃木。雖然，因為懷舊的緣故，我個人鍾愛日本櫻（*Prunus serrulata*），不過野櫻桃或黑櫻桃（*Prunus serotina*）更適合入香，而且是美國東岸大部分地區的原生植物。櫻桃樹皮也非常適合入香，並具有很高的藥用價值。

　　櫻桃木有著甜甜的果香、木質、藥草香，偶爾挾帶一絲香草味。很多人為了特殊的香氣而用櫻桃木煙熏或炭烤肉類。大多情況下，所有果木在魔法上都能相互替換使用，我只是剛好跟櫻桃有著私人的關係。櫻桃和其他果木用於占卜和淨化都有極佳的效果，特別適合用在愛情和豐饒魔法。占卜時，它能夠讓思緒清晰、打開心輪。櫻桃木是非常受到妖精喜愛的禮物，也很適合獻給金星或月亮領域的多數神靈。

　　櫻桃樹的所有部分都相當適合用於戀愛或性愛魔法。用櫻桃、香草、肉桂和黑糖烤派並施上魔法，然後餵給愛人，就能讓他們慾火焚身。在左邊的口袋裡帶著一粒櫻桃核能幫助你找到新的戀人；或放在枕頭底下，就能夢到你的意

中人。在盛開的櫻桃樹下冥想，祈求與愛神阿芙蘿黛蒂會晤，或請求她在你身上灑下祝福。如果要幫助女人受孕，便用當地的泥土和櫻桃汁調成泥，做愛之前在女人肚子上，從下腹開始順時針畫螺旋。

樟樹 *Camphor*

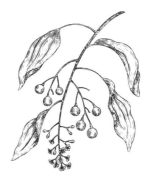

　　傳統上，樟腦是從芳樟木提煉的產品，芳樟木又稱為芳樟月桂（camphor laurel，學名為 *Cinnamomum camphora*），它來自亞洲並適應了——有時候甚至具有入侵性——美國南部氣候。把它放在這個章節可能算是個小作弊，因為我們一般不燒它的木材，而是使用純粹的化學物 $C_{10}H_{16}O$，如今通常萃取自松節油。

　　樟腦有強大的淨化和防禦力量，曾用作薰香抵禦黑死病與眾多瘟疫，也是防蛀球（樟腦丸）毒性比較低的替代品。它既有抗菌，也有殺蟲的功效。如同多數有這些特性的媒材，樟腦用來抵禦無形的寄生蟲和害蟲也非常有效。

　　可以單獨燃燒做淨化和清潔，雖然我更喜歡把它跟艾草混合使用。

　　樟腦是獻給月亮相關神靈的上好祭禮，用來提升占卜、夢占、入神工作的清晰度效果也很好。在一杯水中放入一小塊樟腦置於床頭，可以預防惡夢。樟腦煙本身就能用來占卜：對薰香提出是／否的問題，敦促它訴說真實，一如既往。如果香煙像柱子般直直升起，代表答案為「是」；如果煙霧虛微飄移，答案即為「否」。關於薰香占卜，本書咒術章節的開頭有更多詳細內容。

　　芳樟木（尤其樟腦）是埃及女神哈索爾（Hetheru 或 Hathor）的神聖植物，經常用於埃及香水和愛情咒法之中。樟腦也常見於羅姆人（Romany）的愛情魔法。在比較舊的書裡，羅姆人有時被稱為「吉卜賽人」（Gypsy）或「埃及來的」（Egyptish），導致了這兩者間的混淆。另一方面，樟腦也被用來甩掉前任戀人或拆散情侶，通常會和普列薄荷（pennyroyal）共同使用。

在英國根西群島（Guernsey），樟腦被當成避邪物，用於抵禦帶有惡意的巫術。作法是把樟腦、鹽和石楠放進白色亞麻布袋裡，繫上緞帶載在脖子上，讓香囊處於心的位置。還有另一個類似但較為複雜的咒法：

> 取九枚青綠的金雀花尖，和兩段同一植物的枝條，綁為十字形；取九撮接骨木、九片藥水蘇葉、九片龍芽草葉、一小撮粗鹽、氯化銨、新蠟、麥子、酵母、樟腦與水銀。水銀必須封存在鞋匠蠟（cobbler's wax）之中。將所有材料放在從沒用過的新亞麻布上，縫好，不要讓任何材料掉出。將護符掛在脖子上。這是對巫師力量的有效防禦[41]。

在房間的每個角落都放上樟腦，能夠抵禦帶有惡意的神靈和魔法，以及靈界的不淨。也可以當作薰香燃燒，繞著空間順時針走三圈便能達到同樣的功效。之後非常適合再用迷迭香枝灑淨。

桃金孃 Myrtle

桃金孃（*Myrtus communis*，或其他香桃木屬〔*Myrtus*〕的植物）是溫暖氣候區常見的花園植物。在我居住的地方，它無法過冬，所以我沒有活體植物的相關經驗。桃金孃原生於地中海，在宗教跟魔法中都有很長的使用歷史，現在仍用於猶太儀式中，尤其是作為棕櫚杖「lulav」*的一部分。它有一種乾淨、微微帶有藥草香和花香的氣味和味道。即使你沒發覺，但你很可能吃過這種植物。你知道高級燻腸裡有的那種奇怪「胡椒粒」吧？那些不是胡椒，它們其實是桃金孃漿果。桃金孃的枝和葉都能用作薰香燃燒，花果也是。

---

41. D. C. Watts, *Dictionary of Plant Lore* (Cambridge, MA: Academic Press, 2007), 309.
*「Lulav」其實是一種蜜棗棕櫚樹枝葉的名稱。猶太習俗中將它跟桃金孃還有柳枝綁成一束作為儀仗。

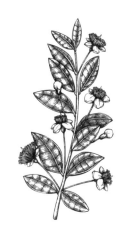

　　桃金孃跟大女神的許多形象都有著非常緊密的關聯。在希臘，桃金孃是阿芙蘿黛蒂和狄蜜特兩位女神的神聖植物，在羅馬則屬維納斯。桃金孃被種植於阿芙蘿黛蒂神殿的花園中，她也經常被描繪成戴著桃金孃花環的模樣。給英雄的桃金孃花冠象徵著沒有流血的勝利；婚禮中的新娘和新郎雙方都會戴上桃金孃花冠。桃金孃在希伯來文中被稱為「Hadassah」，是聖經皇后的另一個名字，她是女神伊絲塔的投影；而桃金孃對於伊絲塔也具有尤其神聖的意義。

　　桃金孃是和平、樂園和充滿著愛的婚姻象徵。自從桃金孃成為維多利亞女王婚禮的領銜花卉後，它便點綴了所有英國皇室新娘。在現代異教信仰中，桃金孃跟五朔節（Beltane）連結在一起。魔法上，桃金孃可以促進深刻、持續的愛，並為絕望的人帶來安慰與希望。處理悔恨時特別適合使用。

祕魯聖木 Palo Santo

　　祕魯聖木（*Bursera graveolens* 或 *Bulnesia sarmienti*）原產於中南美洲，跟乳香親屬關係很近，目前遭到嚴重過度採收。聖木在其原生地區的原住民文化中，有很長的淨化薰香歷史。傳統上，只會採集使用掉落的枝條，而這也是祕魯唯一合法的採集方式。然而它在非原住民的族群中人氣漸長，進而引發了極為可觀的盜採現象。受管制的商業栽培已經開始實施，不過大多樹苗都還太小，無法收割。因為這些理由，我不建議不在祕魯聖木原生脈絡下執行儀式的人使用。如果你選擇使用，請謹慎選擇來源。在我有限的經驗中，它淨化的力量可以由多數芳香木料或樹脂取代，尤其雪松。而在乳香中加入一點蘋果乾跟一點點黑胡椒，便能替代它的香味。這麼做雖然無法像人工合成品一樣模擬出聖木的味道，但能夠創造出有著類似性質的氣味，並能以類似的方式使用。

沉香 *Agarwood*

沉香（agarwood 或 oud，也被稱為 aloeswood），指的是受到真菌 *Phialophora parasitica* 感染的沉香屬（*Aquilaria*）樹木芯材。真菌感染讓樹木分泌出特殊的樹脂（agar），浸透了樹的芯材部分。沉香的氣味馥郁又複雜，揉合了脂粉香、甜美的花香，和柔滑、性感的原始元素。你如果想像《一千零一夜》故事中的香味，你在想像的味道就是沉香（烏德，阿拉伯語的「oud」）。沉香極其昂貴，而且也遭到嚴重過度採收。不過最近開始了人工培育，但願這樣能夠在產業擴張時減輕對物種造成的壓力。專家表示，市面上極為大量的沉香都是假貨。因為這點，也因為價格昂貴且找到道德採收的來源有難度，我不使用沉香，也建議你不要使用。

雷劈橡木 *Thunderstruck Oak*

從被雷擊中的橡樹取得的木材，用於諸多種類的魔法都有特別強大的力量。以薰香來說，橡木——無論有沒有被雷電擊中——聞起來就跟期待中木頭燃燒的味道一樣：跟壁爐一樣舒服，像篝火一樣原始。雖然它的味道不是特別美好，但我還是常常把它納入需要呼喚雷霆力量的魔法中——對詛咒工作還有啟明都很有用——或當作祭品獻給木星領域的神靈。如果發現了雷劈橡木，建議你為了魔法用途盡可能蒐集大量木材。除了可以入香的較小部分，比較大的雷劈橡木塊可以製成力量強大的魔杖或法杖；小塊的木料是製作占卜盧恩符文或魔法符文籤的絕佳選擇。

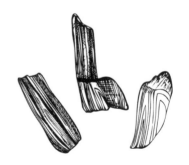

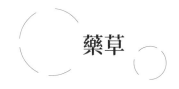

藥草

　　幾乎所有藥草都能入香，鼓勵你把廚房中能找到的任何香草或任何生長在你當下環境的東西都拿來試驗看看。以下我只會討論我最愛的幾種。

艾草家族 *Artemisia*

　　蒿屬（*Artemisia*）是個很大的植物屬，其中用於製香最重要的是艾草、苦艾、山艾樹和龍蒿（mugwort, wormwood, sagebrush and tarragon）。幾乎所有的蒿屬植物都能入香。一如其名所暗示的，這些植物都跟月神阿提米絲還有月亮有很深的淵源。多數蒿屬植物味道都極為苦澀，而有部分幾種味道不好聞。蒿屬植物擔任巫術藥草的普遍性不容忽視，無論它們生長在哪裡，都會是當地治療師、靈媒和法師鍾愛的好夥伴。

艾草 *Mugwort*

　　艾草（*Artemisia vulgaris*）是極為強大的植物盟友，以打開內在感官還有幫助靈魂飛行的能力著稱。雖然並非原生於美國，但它已經適應了北美洲大多數的地區。在我居住的匹茲堡，艾草處處可見。我每次都能在棄置的空地或路邊水溝中發現它們的蹤影。如果要在野外採收，最佳時機是開花前。在匹茲堡這裡，它們一般在八月開花。種植艾草的時候要多多注意，因為它有時候很有侵略性，很難控制。

　　關於艾草，古老的詩歌〈沃登的九藥草咒〉（*Wodan's Nine Herbs Charm*）如此唱道：

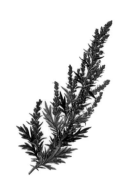

「想起來吧！艾草啊，想起在那偉大宣告之時妳所揭示的、妳所建立的：

妳是最老的藥草，名喚『烏娜』（Una）。妳能勝過三也能勝過三十；妳能勝過毒藥、勝過感染；妳能勝過行過大地那令人生厭者。」[42]

在傳統中藥裡，會在穴位附近燃燒捲成菸條的艾絨，這個過程就叫作「艾灸」。艾灸被用於治療許多病症，經常跟針灸一起使用。臨床醫學證實，吸入艾草煙能夠讓心跳變緩，並安定神經系統[43]。它也被當作助消化的補藥服用，並用於治療頭痛。藥用上，還能用於引發遲來的月經、減緩經痛，或在接近生產的時刻促進子宮運動。有時候艾草也用作墮胎藥，但並非特別有效。如同所有墮胎藥草，它亦是群巫之后的神聖植物。

據說羅馬士兵會把艾草枝放在靴子裡，緩解足部痠痛、預防疲勞；艾草入浴對舒緩腿部跟足部痠痛也有很好的效果。為了以上目的，傳統上會在夜晚採集艾草，同時複誦：「Tollam te Artemisia ne lassus in via」（艾草啊！我將你採下，讓我在路上不會疲憊）。現代藥草師會用艾草治療香港腳，它也是藥草鞋墊的常見材料。

在好幾個美國原住民部落中，艾草都被用於安撫無法安息的死者。例如，米沃克人（Miwok）便廣泛將它用於葬禮；悼喪人在睡覺時配戴艾草，可防止死者的騷擾[44]。

42. Odin（人類作者佚名）, *Nine Herbs Charm*, mid-10th century, Wikisource翻譯, 行 1-6. en.wikisource.org.

43. Halina Ekiert, Joanna Pajor, Paweł Klin, Agnieszka Rzepiela, Halina Ślesak, and Agnieszka Szopa, "Significance of Artemisia Vulgaris L. (Common Mugwort) in the History of Medicine and Its Possible Contem- porary Applications Substantiated by Phytochemical and Pharmacological Studies," Molecules 25, no. 19 (September 2020): 4415. doi.org.

44. Samuel A. Barrett and Edward W. Gifford, "Miwok Material Culture," Bulletin of the Public Museum of the City of Milwaukee 2, no. 4 (March 1933): 117-376. www.yosemite.ca.us.

　　用於薰香時，艾草有著木質、綠色、藥草的香調。它是我最愛的薰香基底之一，研磨之後會產生絨絮，可以讓其他材料均勻混合在一起。艾草香驅蟲的效果非常好，對驅逐靈界的害蟲也一樣有效。例如，歐洲中世紀早期最重要的薩萊諾醫藥學院（Scuola Madica Salernitana），便教授艾草「能夠對抗不好的念頭，魔鬼一見到這種植物就會奔逃」[45]。民俗傳說也教導我們，艾草能防禦邪眼*和各種詛咒。

　　艾草也經常被編進巫的掃帚中，用來增進清理和驅逐的效果。單獨燃燒艾草就是強大的淨化與驅逐薰香。綁成雪茄的樣式燃燒效果很好，也可以在網路上和大多中藥鋪買到預先做好的艾條。

　　茉德‧葛利芙（Maud Grieve）在《現代藥草》（A Modern Herbal）裡說：「這種植物在中古世紀也被稱為『Cingulum Sancti Johannis』（聖約翰的腰帶），因為據傳施洗者約翰在荒野中就繫著艾草腰帶⋯⋯在聖約翰節前夕**，人們會佩戴艾草枝條製成的花冠來避免邪靈附身；在荷蘭和德國，艾草也有『聖約翰草』這個名字，因此民間相信在聖約翰節前夕採集的艾草，能保護人們遠離疾病和厄運。」[46]

　　艾草用在各種跟夢境、入神旅行和占卜有關的魔法都有極好的效果。很多人會在夢之枕裡塞滿艾草，或在床頭掛一束艾草，來防止惡夢並促使清明夢發生。不過，請注意：艾草跟豚草（ragweed）親緣關係很接近，很多人對其花粉過敏。但鮮少人對艾草薰香有不良反應，因為其中花粉都被燒掉了。不過如果有強烈過敏，請還是謹慎判斷。除了入香來促進清明夢的發生還有提升靈能力，

---

45. Graeme Tobyn, Alison Denham, and Margaret Whitelegg, *The Western Herbal Tradition: 2000 Years of Medicinal Plant Knowledge* (London: Churchill Livingstone, 2010), 131.

46. Maude Grieve, *A Modern Herbal: The Medicinal, Culinary, Cosmetic and Economic Properties, Cultivation and Folklore of Herbs, Grasses, Fungi, Shrubs and Trees with All Their Modern Scientific Uses* (Paramus, NJ: Savvas Publishing, 1984, 1985).

＊譯注：evil eye，帶有惡意的眼光。

＊＊譯注：夏至前夜，6月20或21日。

用菸斗抽艾草菸會有更強的效果。很多人會泡艾草茶喝，但我覺得難喝得無法忍受。用艾草茶清洗水晶球和魔鏡，能夠提升清晰度並帶來洞見，這是現代威卡派常見的作法，非威卡巫者也那麼做。

苦艾 *Wormwood*

苦艾（*Artemisia absinthium*）跟一般的艾草生長區域類似，其實它們相似到有時候很難區分。苦艾的葉子稍微更銀、更圓滑一點，開黃色而不是粉色的小花。如同它的名字暗示的＊，苦艾對治療人類或動物身上的寄生蟲感染有極佳的效果；直接敷在皮膚上可以緩解、治療蚊蟲咬傷。苦艾也可以用於治療發燒、頭痛、憂鬱和失憶。傳說它也是催情藥，以及詩歌與藝術的靈感泉源。不過，苦艾最著名的是作為酒類的苦味香料，

多種啤酒都使用苦艾調味，例如威末酒（Vermouth）；而苦艾酒（absinthe）則跟苦艾的拉丁文學名同名。

苦艾有非常輕微的致幻效果，尤其以酒精炮製時；但用作薰香時，只要不大量吸入，其致幻效果更加微弱。入香時，除了苦艾驅逐的效果不是那麼好，大致上可以取代艾草。事實上，苦艾是數一數二的召喚薰香。傳統上，巫者會在墓園中燃燒苦艾，尋求亡靈的神諭，靈體則會在煙霧之中出現。關於以薰香作為讓靈體顯現的媒介，在本書的占卜部分以及「陰森森召喚煙」這道配方裡可以找到更詳細的作法。跟艾草一樣，苦艾對入神、占卜，或其他類似目的都極有助益。苦艾也特別適合用來跟死者或妖精合作，也可以在人心中帶來春水泛濫般的戀愛感受。不過，苦艾燃燒時的味道不是特別悅人。

＊ 譯注：「wormwood」直譯為「蟲木」。

山艾樹 *Sagebrush*

山艾樹或藍鼠尾草（Sagebrush 或 blue sage，學名為 *Artemisia tridentata*）是美國西部最常見的蒿屬植物，還有另外好幾種同個家族的植物也叫山艾樹。拉科塔語（Lakota）的山艾樹意思是「大灰灌木」，而確實山艾樹有著美麗的銀色葉子，給了西部平原獨特的顏色。山艾樹（sagebrush）不屬於鼠尾草（sage）家族，而是艾草家族的一員，跟艾草的親緣關係很近。山艾樹不在我的周遭生長，所以我對它沒有太深入的了解；不過我的經驗是，在大多數目的上，所有的蒿屬植物都能互相替代使用。

就像山艾樹的原生棲地，其屬性比艾草乾熱。跟艾草相比，山艾樹稍微更直接、強硬一點；艾草比較巧妙也更有魅惑性。燃燒山艾樹可以用於淨化跟煙熏儀式，它也被用於治療多種病症，包括頭痛和感冒。祖尼普布羅人（Zuni Pueblo）用山艾樹處理足部問題，跟艾草的使用方式相同[47]；派尤特（Paiute）舞者則用山艾樹枝條灑淨自身[48]；猶他州的哥修特人（Gosiute）將它視為萬靈藥，能治療所有疾病[49]。

龍蒿 *Tarragon*

龍蒿（*Artemisia dracunculus*）生長在北美洲許多地區，在花園中也廣受栽種。它的英文名「tarragon」來自阿拉伯文的「tarkun」，即「龍」（dragon）之意；拉丁文名也同樣指涉這種生物。有些人說，這是因為龍蒿的根盤桓如龍尾；也有人說，是因為它能有效抵抗龍的毒液。

47. Scott Camazine and Robert A. Bye, "A Study of the Medical Ethnobotany of the Zuni Indians of New Mexico," Journal of Ethnopharmacology 2, no. 4 (1980): 365-88.
48. James Michael Mahar, "Ethnobotany of the Oregon Paiutes of the Warm Springs Indian Reservation" (B.A. thesis, Reed College, 1953).
49. Ralph Chamberlin, *Memoirs of the American Anthropological Association*, Vol. II, Part 5. @The Ethno-Botany of the Gosiute Indians of Utah@, pp. 331-405 (South Yarra, Victoria, Australia: Leopold Classic Library, 2016), 351.

多數馴化的龍蒿無法藉由種子繁殖；不過它們能透過根莖快速散播。龍蒿是蒿屬植物當中最美味的一種，跟它的姐妹相比遠遠沒有那麼苦澀。美國人通常是因為伯納西醬汁（béarnaise sauce）而認識到它的味道，但它在東歐是亮綠汽水的調味香草。野生或馴化的龍蒿都能用來替代大多薰香配方裡的其他蒿屬植物，但用量應該減少，因為龍蒿的香氣比其他同屬植物還要強烈。龍蒿跟它的親戚相比起來更火熱一點，這點讓它非常適合防禦或火星相關的工作，尤其是能從跟龍系神靈的盟約獲得助益的那些魔法。上戰場前——無論是真正的戰鬥或比喻的說法——龍蒿都有助於帶來力量和勇氣；不過在大多數的情況下，就這個目的我更喜歡百里香。龍蒿也可以用於愛情魔法，舉例來說，它是歐瑪哈（Omaha）愛情魔法[50]裡的常見材料。但我個人很少這樣使用龍蒿。

唇形花科植物 Lamiaceae

唇形花科是個非常龐大的植物家族，眾多分支遍布全球，尤其常見於北半球。很多居家香草都是這個家族的成員，包括以下介紹的大部分植物。

薄荷 *Mint*

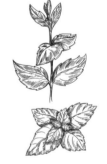

薄荷——廣大的薄荷屬（*Mentha*）——是唇形花家族最常見的成員，甚至唇形花家族有時候也被稱為薄荷家族。薄荷非常容易雜交繁殖，所以如果把多種不同薄荷種在一起，敬請期待有趣的事情發生。薄荷在任何潮溼的環境都非常容易種植，最好把薄荷種在個別容器裡，因為它們很可能大肆蔓生。

多數薄荷都能透過它們為人熟知的氣味來辨識。如同大多有著強烈氣味的植物，薄荷非常適合用來抵禦害蟲——實際上的害蟲或隱喻上的都是。薄荷的

---

50. Gilmore, *Some Chippewa Uses of Plants*.

氣味來自化學成分薄荷醇（C10H20O），這種物質被廣泛使用，從香菸的製作到醫療都可以見到。同樣也是薄荷醇創造了薄荷共有的清涼感受，還有鎮痛的效果。所有薄荷都含有薄荷醇，只是某些品種含量較高。薄荷對口腔和牙齒的療效尤佳，非常適合用於清潔口腔。美國人通常比較習慣在甜品中加入薄荷，但它在地中海菜系更常被用於鹹菜。試試看在優格沙拉醬裡加入薄荷和小黃瓜，非常美味喔！熱薄荷茶既有溫暖又有清涼的功效，無論天氣冷熱都能讓人神清氣爽、心情愉快，而且舒緩腸胃不適也有奇效。

　　這種清新的性質也延伸到了薄荷的魔法用途上。在事物需要「冷靜」的情況下，薄荷就非常適用，像是加入抗焦慮的配方、用於驅逐，如病房用的配方等。薄荷也非常適合其他種類的清理和澄清魔法，尤其是打破詛咒。例如霍迪諾肖尼人就使用薄荷來驅散帶有惡意的巫術[51]。如果要用在這個目的，可以用於灑淨束（aspergillum），或綁成雪茄燃燒。將薄荷放在炭火上燃燒，是清淨、改善氣場的萬用法，也可以讓房間聞起來香香的。在我成長的過程中，人們說這麼做「總之就是不錯」。幾乎任何跟薄荷建立了關係的文化，都這樣運用它。

　　有個希臘神話說道：門塔（Minthe）受到冥王黑帝斯的眷愛，而當波瑟芬妮發現後，她因為嫉妒所以把門塔踩在腳底下。雖然我沒辦法證明，但我相信這個故事的出現，是為了解釋在葬禮隊伍經過的道路上鋪上薄荷這項習俗——或許是為了掩蓋屍體的氣味，也可以肯定薄荷確實以其他方式被用於希臘葬禮中。這點指出了薄荷是個傑出的死靈術盟友。它可以打開死者國度和我們世界之間的道路。如果配上玫瑰，薄荷能成為極佳的引路人（psychopomp）；它能替需要協助的迷失亡者創造道路。玫瑰跟薄荷也極為適合用來療癒哀傷，為哀悼的人開啟一條回到生命的道路。同樣的組合對治療心碎以及愛情魔法也有非常出色的效果，夏安人（the Cheyenne）便將它們用於這個用途。[52]

---

51. James William Herrick, "Iroquois Medical Botany" (PhD diss., State University of New York, Albany, 1977), 498.
52. Jeffrey A. Hart, "The Ethnobotany of the Northern Cheyenne Indians of Montana," Journal of Ethnopharmacology 4, no. 1 (July 1981): 1-55. Here p. 27. doi.org.

　　美國人最熟悉的薄荷品種是胡椒薄荷、綠薄荷和蘋果薄荷，用於薰香時，基本上三者可以互相替換使用。若能以負責的方式野外採集，也可以用北美原生種薄荷（*Mentha canadensis*）。它的氣味比大多數歐洲種薄荷還要強烈，所以可以減少一點用量。在藥用和魔法上同等重要的是巫術植物暨墮胎藥草——普列薄荷，我不建議將它作為薰香使用。

貓薄荷 *Catnip*

　　貓薄荷（*Nepeta cataria*）是一種歐洲薄荷。雖然它不是美國任何地區的原生種，但已經適應了東部大部分地區的環境。貓薄荷栽種容易，不過要小心，記得把它種在個別容器中，不然可能會占領整座花園。貓咪、臭鼬、蝴蝶都很愛它，不過很多昆蟲不喜歡。就像大多數驅蟲植物，它也可以用來驅逐靈界害蟲。

　　貓薄荷煙能夠平靜心靈，也有讓人輕微入神的效果。貓薄荷是抗焦慮藥草，它在這方面的效力特別強大，能讓煩惱煙消雲散。在一些人身上，它能帶來一種身體上溫暖的酥麻感，還有輕微的欣快。而用作薰香的話，這些效果就會變得非常幽微。可以用菸斗抽貓薄荷，這樣的藥效更強。貓薄荷極度適合用來吸引愛情，尤其是加入到希望吸引男人的魔法；用來促進同住者之間的友誼及和諧效果也很好。如同多數吸引傳粉者的植物，貓薄荷很適合當作祭禮，獻給妖精和其他能提供幫助的自然神靈。在大部分的薰香中，可以用達米阿那加入一點點薄荷來取代貓薄荷。

檸檬香蜂草 *Lemon Balm*

　　檸檬香蜂草（*Melissa officinalis*）是薄荷的表親，原生於地中海，但已經適應了北美洲的環境。它的葉子亮綠，帶有鋸齒，看起來類似薄荷，有著檸檬跟藥草的味道。開白花，有時候是淡黃色或薰衣草紫。香蜂草種植極為容易，如果不希望過度蔓生，應該以個別容器栽種，並在結種子前把花朵摘掉*。

就像香蜂草的屬名「*Melissa*」**顯示的，它是蜜蜂和許多其他授粉者喜愛的植物，但也能驅逐蚊蚋和多種害蟲。如同所有驅蟲植物，可以把香蜂草當作力道較輕的驅逐藥草使用。如果要用於這個目的，我發現最好的方式是使用新鮮植物，做成灑淨藥草束。長久以來，檸檬香蜂草一直被用來鋪撒在地。十九世紀時，它經常被擺在教堂長椅旁的走道上。可以單獨燃燒作為單方薰香，不過新鮮葉子的味道更好。檸檬香蜂草能泡出非常美味的茶；我喜歡冰飲。

入香時，檸檬香蜂草總是能夠提振心神，帶來怡人、甜柔、陽光的能量，特別適合用來消解哀愁、讓人開心。它時常被用於愛情魔法，預防氣氛變得太苦悶和戲劇化。因為它放鬆、安撫的特性，也可以用於睡眠、夢境和入神工作；如果用於這些目的，藥浴的效果很好。

羅勒 *Basil*

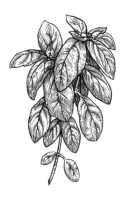

羅勒（*Ocimum basilicum*）是很家常的料理香草，也是最容易自己種植的香草之一。羅勒極其受到喜愛，其栽種的程度還有悠久的種植歷史，都讓我們很難精確知道它的原生地；不過大致可以確定，羅勒從印度被引進歐洲，有些人說亞歷山大大帝是最早將它引入的。即使是食品店買到的新鮮羅勒枝條也能輕易生根，僅需在任何有陽光的窗邊或花園稍微照顧就能茂盛生長。食品店的羅勒一般來說是義大利種（甜羅勒）；亞洲的羅勒葉子比較尖，氣味也比較辛辣。羅勒在北方不是很耐冬天，應該把它們帶進室內過冬，或在春天種新的植株。羅勒是番茄極佳的友伴植物，它們在彼此身邊生長時都能變得更強壯。開花時，羅勒很受傳粉者和「好鄰居」***的青睞。用於魔法的時候，絕對不能用鐵刃剪切羅勒，這麼做會讓莖變黑。入香時，所有品種的羅勒都能互相替換使用，除非你只想跟單獨一種品種的植物靈合作。

---

*譯注：這麼做可以延長葉子的生長和採收期。
**拉丁文「蜜蜂」之意。
***譯注：Good Neighbors，對精靈、妖精、仙子的傳統委婉尊稱。

圖爾西——或名聖羅勒（Tulsi 或 holy basil，學名為 *Ocimum tenuiflorum*）——是跟羅勒親緣關係很近的植物，原生於印度半島。它是吉祥天女的化身，這位女神是黑天的妻子，以富貴與奢華洗禮她眷愛的人。人們認為在家裡悉心照養、敬愛聖羅勒，能帶來很大的福氣。聖羅勒也能沏成安神、暖身的茶，有些初步研究表示：它可能有助於治療發炎和糖尿病。聖羅勒的味道類似羅勒加上黑胡椒。

羅勒不只美味，也是非常棒的魔法盟友。就像許多芳香精油含量高的植物，羅勒也被用來裝扮死者，當成薰香燃燒幫助剛過世的人順利前往彼岸。在威卡和衍生的系統中，羅勒被用於財富魔法。有個簡單的咒法是這樣的：在皮夾中帶一片新鮮羅勒葉來吸引財富，每週替換，理想的日子是星期四。羅勒也經常用於吸引新戀人的魔法。羅勒還可以促進家庭和諧，如果用於這個目的，最簡單的方式是施用於食物。用於淨化薰香的效果也非常好，可以單獨燃燒或跟其他材料配合。入浴效果也很棒，如果沒有夠大的浴缸，可以把羅勒當作淨化的去角質素材直接在淋浴間摩擦身體。這樣使用的話，我會把它跟鹽、橄欖油和一點蜂蜜調和在一起。羅勒也可以做成灑淨束，配合聖水使用來淨化房間。

在古希臘，羅勒被連結到仇恨和戰爭。當時人們認為在播種的時候，憤怒詛咒這種植物能得到最好的效果；不過我不明白這個習俗的根源。羅勒可以查出誰詛咒了你：慢慢把羅勒葉片投入火中，同時說出嫌疑人的名字，如果葉片發出輕微爆裂聲，代表嫌疑人有罪。也可以將羅勒當作薰香燃燒，用來驅散惡咒。

牛至 *Oreganos*

牛至是個大家族，它們是香氣濃烈的多年生開花植物，原生於地中海與其周圍地區。民間習俗中很難區分一般的牛至（*Origanum vulgare*）、甜馬鬱蘭（sweet marjoram，學名為 *O. Majorana*）還有巖愛草（Cretan dittany，學名為 *O. Dictamnus*）：以上三者共用同一個名字。以薰香來說，大多情況下它們彼此都能互相替代。不過我特別偏愛巖愛草，稍後我會詳細介紹。「oregano」這個名字來

自希臘語的「oreao」(山)和「ganos」(喜悅),廣受希臘藥草師、治療師和廚師的喜愛。如同所有生長在山中的療癒藥草,它是阿提米絲的神聖植物。有些資料說阿提米絲有時被描繪為戴著牛至花冠的樣子,但我從沒看過這樣的畫像。

　　睡覺時把牛至放在床邊有助於夢見未來的戀人;把馬鬱蘭掛在門的上方可以防止邪惡巫師、不得安息的鬼魂、哥布林還有其他惹人厭神靈的侵擾。有一本十六世紀的藥草書指出了它的眾多用途,包括治療「那些成天唉聲嘆氣的人」,還有「神魂顛倒的心」[53]。在維多利亞時代的花語中,牛至表示喜悅;這也是它們對我而言最主要的象徵。

　　在塞法迪猶太傳統中*,馬鬱蘭以及其他牛至都廣泛用於治療,他們用香煙占卜病痛的灶因。「al sereno」(夜露)是傳統治病養生的藥,配方如下:在玻璃杯中加入水、蜂蜜和馬鬱蘭,於室外靜置隔夜。早晨時過濾,並在飲用前念誦以下拉迪諾(Ladino)禱文:「Kon el nombre del Patron del Mundo, esto ke me sea me melezina」(以世界之主的名,讓它成為我的解藥吧)[54]。

53. John Gerard, *The Herball or Generall Historie of Plantes* (London: John Norton, 1597).
54. Isaac Jack Lévy and Rosemary Lévy Zumwalt, *Ritual Medical Lore of Sephardic Women: Sweetening the Spirits, Healing the Sick* (Champaign, IL: University of Illinois Press, 2002), 137.
＊譯注:Sephardic tradition,來自葡萄牙、西班牙地區的猶太人。

巖愛草 *Dittany of Crete*

巖愛草（*Origanum dictamnus*）是一種矮小的多年生牛至，克里特島高山的險坡是唯一的原生地，不過如今在世界各地都有栽種。巖愛草的希臘名是「diktamo」，它是一種脆弱的植物，無法在我居住的地方生長，但我太愛它了，所以特別進口。因為道德考量，還有市面上的巖愛草有時候是假貨，請謹慎選擇取得管道。如果在網路上購買，請確定拿到的藥草葉子完整，顏色應該是灰色而且毛毛的。我曾經向兩個不同的商家訂購巖愛草，但他們都寄牛至給我。

巖愛草在克里特島上有著悠久的歷史，藥用和用於魔法都是。在克諾索斯的米諾斯古宮殿曾發現特別保留下來的巖愛草種子，這顯示了它的栽培很可能回溯到史前時代。它經常被泡製成藥湯，一般用於治療消化問題。雖然它是例如威末酒等利口酒的常見香料，卻很少被用於料理調味。巖愛草嚐起來有著濃烈的藥草味。在克里特當地的方言中，它被稱為「erontas」，意指「屬於厄洛斯（Eros）的」。年輕男子會攀上懸崖摘取巖愛草送給心上人；巖愛草用於愛情魔法中非常有效。

很多人說巖愛草的名字源於女神狄克緹娜（Diktynna），祂是阿提米絲和黑卡蒂神庭中的女神，賜予了人類捕獸和捕魚的網子。狄克緹娜也是雷亞（Rhea）生下宙斯時侍奉她的女神。確實，就我的經驗，黑卡蒂蠻喜歡巖愛草的，而它的味道也喚起了阿提米絲深愛的孤山情景。然而，巖愛草和女神狄克緹娜兩者都是以狄克提山（Mount Dikti）命名的可能性更高。狄克提山就坐落在克里特島，山坡上長著巖愛草，也是宙斯的山羊奶媽阿摩笛亞（Amalthea）把祂藏匿起來，躲避其父殺害的地方。

不過巖愛草最著名的古老魔法用途是療癒。例如，在《艾尼亞斯紀》（*Aeneid*）中，維納斯使用巖愛草治療艾尼亞斯：「維納斯因兒子殘酷的苦痛而心痛欲裂，祂帶著母親的關愛從克里特的伊妲山採了一莖巖愛草，葉柔花紫；無人不知，野山羊肋脊中箭如羽翼之時，亦嚼食此草。」[55]

---

55. Virgil, The "Aeneid" of Virgil, Theodore C. Williams 譯 (Boston: Houghton Mifflin Co, 1910), Book XII.411-15. data. perseus.org.

　　希臘古代和現代的民俗傳說中，巖愛草都因為它能夠喚起亡靈的強大力量
聞名。據說它能為死者帶來平靜與愉快的休息，若在墳墓上發現巖愛草，代表
死者滿心喜悅。現代，海倫娜・布拉瓦茨基（Helena Blavatsky）和阿萊斯特・克勞
利（Aleister Crowley）也特別喜愛巖愛草，他們建議用它來引發入神狀態、靈魂旅
行和靈視，以及加入召喚薰香。我也這樣使用巖愛草；用於時間旅行尤其適合。

百里香 *Thyme*

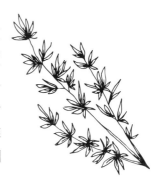

　　百里香（百里香屬〔*Thymus*〕）是唇形花科下的植
物，跟牛至的親緣關係很近。它的根源已經淹沒在歷
史中了，似乎原生於地中海東岸，但目前生長於世界
各地。百里香是種常見的廚房香草，如果你下廚，一
定對它很熟悉；如果你不下廚，也可能從感恩節火雞
內餡、普羅旺斯香料，或阿拉伯薩塔（Za'atar）認識到
它帶有泥土氣息的溫暖味道。

　　百里香有墮胎的功效，雖然效力並不是特別強，更適合用於孕期最後階段
催產。因此，百里香是生產之神、接生女神和巫后的神聖植物。中古世紀的產
床上經常會鋪墊百里香，目的是讓生產更快速順利。或許是為了教導人們這個
方法，民間故事說：耶穌出生的馬廄中，麥草混有野生百里香。百里香也因此
被稱為「聖母的床鋪」。

　　百里香被埃及人當成木乃伊的防腐藥草，其後持續被用作葬禮薰香還有棺
材填充物直到中古世紀。在威爾斯，它被種在墳墓上[56]。燃燒百里香來驅趕空
間中無法安息的亡魂也有很長的歷史，我建議跟乳香一起使用。百里香是很棒
的萬用薰香，在俄羅斯跟東歐非常受歡迎。事實上，英文的「thyme」跟希臘文
的「薰香」（thymiama）有著相同的字根。百里香在古希臘是備受喜愛的神殿薰

56. John Brand, William Carew Hazlitt, and Henry Ellis, @Brand's Popular Antiquities of Great Britain: Faiths and Folklore; a Dictionary of National Beliefs, Superstitions, and Popular Customs, Past and Current, with Their Classical and Foreign Analogues, Described and Illustrated@ (London: Reeves and Turner, 1905), 240. catalog. hathitrust.org.

香，在希臘魔法中也很受歡迎，常被用來提升勇氣；希臘文的「θύμος」(thymos) 同時有「百里香」和「勇氣」這兩個意思。在羅馬，如果說某人「有百里香的味道」，代表你覺得他很勇敢。中古世紀的時候，貴族女士會贈送準備上場比武的騎士一枝百里香，或繡有蜜蜂跟百里香的圍巾讓他們配戴[57]。

百里香跟森林皇后還有「好鄰居」也很有關聯。如同大多數受到他們青睞的植物，它也是蜜蜂的最愛。在不列顛群島有這樣的傳說：五月第一天的清晨，從百里香葉片上蒐集到的露水有著特別的魔力，如果用來洗眼睛，就能看見精靈。莎士比亞的人物精靈之后緹坦妮雅（Titania）當成床鋪的「河岸有野百里香在風中搖曳……」[58]，你也可以考慮這麼做，在床邊掛上百里香據說能夠預防惡夢。

神香草 *Hyssop*

普通神香草（*Hyssopus officinalis*）是唇形花科的高大灌木植物，看起來有點像龍蒿，雖然它們的親緣關係不是特別近。它開粉色或藍色的花，原生於南歐與中東，用於魔法、治療和薰香都有很長的歷史。不過，《聖經》中的神香草很可能不是這種神香草，而是敘利亞牛至（Syrian oregano，學名為 *Origanum syriacum*）。入香時兩者可以互相替換使用。在地中海東岸的魔法中，包括希臘、埃及還有黎凡特（Levant）地區，神香草廣泛被用於淨化與防禦，如《詩篇》第五十一：七：「以神香草滌淨我，讓我變得潔淨；清洗我，讓我比雪還要白皙。」在這些脈絡下，敘利亞牛至是最好的選擇，不過若無法取得，混合一般的神香草、百里香和巖愛草（或另一種牛至）是很好的替代方案。

---

57. Robert Tyas, *Speaking Flowers: Or Flowers to Which a Sentiment Has Been Assigned* (London: Bemrose & Sons, 1875), 91.
58. 威廉·莎士比亞，《仲夏夜之夢》，第二幕，第一景。

鼠尾草與其他鼠尾草家族的植物 *Sage & Other Salvias*

鼠尾草屬是很大的一個家族，其中所有植物都屬於更大的薄荷（唇形花科）家族。從名字就能看出這些植物是極為優秀的治療盟友*。幾乎鼠尾草家族中的所有成員都是醫者——有些治療身體，有些治療更為飄渺的心與靈魂的疾病。它們是非常好的蜜源植物，能夠吸引蜜蜂和蝴蝶到花園中，同時也帶來其他「好鄰居」。鼠尾草最具代表性的特色之一，就是超乎尋常的授粉機制。不同的鼠尾草間不會輕易交叉授粉，這樣會產生眾多不同型態的植株。每一種鼠尾草都依據棲地發展出了獨特的樣貌，身為我們的靈性導師，它也教了我們同樣的事：幫助我們保持精神和靈性上的柔軟度，需要時則綻放成新的事物，同時不失去讓你之所以是「你」的核心特質。同樣的適應性也代表這個家族種類眾多，其中包括一些第一眼看起來非常不同的植物。

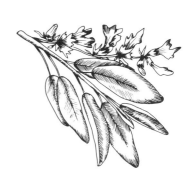

普通鼠尾草 *Common sage*

Salvia officinalis 俗稱普通、花園或廚房鼠尾草，原生於地中海，不過數千年來已在世界各地栽種。普通鼠尾草在原生地的氣候下是多年生常綠灌木，存在許多變種，大多有著寬大、柔軟、灰綠色的葉，帶有細毛。某些更具裝飾性的培育種顏色偏黃或紫。鼠尾草令人熟悉的辛辣藥草氣味能讓人快速認出它來。鼠尾草在許多氣候環境中都很好栽培，但它特別喜歡乾熱的地方。雖然能夠以播種或扦插繁殖，但購買幼苗栽種更容易。每個秋天都要把鼠尾草修剪到地面高度，以免木質化、長得不好。

＊譯注：鼠尾草屬的英文「*Salvia*」源於拉丁文動詞「*salvare*」，意思是「治療」。

鼠尾草是絕佳的治癒藥草，一如拉丁諺語所說：「Cur moriatur homo, ciu salvia crescit in horto」也就是「如果一個人在花園裡種鼠尾草，他怎麼會死呢？」，一般鼠尾草是中古世紀歐洲花園和藥房不可或缺的植物，在餐飲和藥用方面都有眾多用途。古英諺說得更厲害了：「五月吃鼠尾草，永遠活跳跳。」

用鼠尾草沖茶，能夠利尿、強身，它也是療癒組織的洗膚水，對牙齒和牙齦很有好處。很多人用鼠尾草茶洗頭髮，保持頭髮的光澤還有避免變灰。根據一本十六世紀的英國藥草書，鼠尾草「對頭與腦尤佳，有活化感官與記憶之效，還能強筋健骨、養生祛疾，治四肢無力」。[59]如果喉嚨痛，我建議在鼠尾草茶裡加入檸檬和蜂蜜來治療。如果正在哺乳或希望繼續哺乳，飲用鼠尾草茶之前請諮詢醫師或藥草師，因為它可能會減緩泌乳速度。

英文的「sage」也可以用來表示「有智慧的老者」，但字源上跟鼠尾草的名字並沒有關係；即便如此，鼠尾草仍是很棒的心智保養品。據說它能增進記憶和專注力，預防老年人認知功能衰退。雖然臨床研究還非常有限，但有部分研究支持鼠尾草對阿茲海默症病患的好處，不過仍需進一步研究證實[60]。鼠尾草的近親迷迭香對記憶甚至更好，我們會在下面討論。

以薰香而言，鼠尾草最常被用來溫暖、安撫和提振心神，以及增進心智的敏銳。它對輕微或臨床的憂鬱症都有很好的療效，也可以用於淨化和驅逐。用來清除病房中的瘴氣效果特別好，不過我不建議在患有呼吸道疾病的人身邊燃燒任何種類的薰香。在這樣的情況下，應該在病人處在其他地方的時候焚香，讓香味沉澱，或使用藥草蒸熏。鼠尾草也很適合加入任何種類的溫暖或安撫薰香，它跟節慶食物的關聯讓它有種家的感覺。

59. Gerard, *The Herball or Generall Historie of Plantes*.
60. Maryam Eidi, Akram Eidi, and Massih Bahar, "Effects of Salvia officinalis L. (Sage) Leaves on Memory Retention and Its Interaction with the Cholinergic System in Rats," Nutrition 22, no. 3 (March 2006): 321-26. doi.org.

快樂鼠尾草 *Clary Sage*

快樂鼠尾草（*Salvia sclarea*，或名明目鼠尾草〔clear eye sage〕）是一種地中海鼠尾草，今天人們主要為了它的香氣栽種，不過在歷史上，它是很重要的藥用植物。它也被用來為某些利口酒調味。快樂鼠尾草在很多氣候中都很容易種植，不過可能會過度蔓生。種植前請謹慎並先研究當地生態系統。

快樂鼠尾草跟大多數鼠尾草的氣味都非常相似，不過稍稍更有藥草味以及突出的動物／麝香底調。小劑量蠻好聞的，不過用太多味道會過於強烈。今日，快樂鼠尾草最常以精油的型態被使用。它是人造龍涎香的定香劑，而龍涎香是歷史悠久的香品，產自抹香鯨的腸道內。

白鼠尾草 *White Sage*

人們在講「燒鼠尾草」的時候，幾乎都是在說白鼠尾草（*Salvia apiana*），它也稱為蜜蜂鼠尾草（bee sage），因為它是種很重要的蜜源植物，尤其會吸引木蜂。如同大多蜜源植物，它也受到「好鄰居」的眷愛。

白鼠尾草原生於美國西南部與墨西哥西北部。有人告訴我它在溫暖的氣候（8-11區）很容易種植，但它在我居住的地方無法過冬。在白鼠尾草的原生地區，許多原住民將它用於醫藥、宗教和魔法等眾多方面。例如，南加利福尼亞的卡灰拉人（Cahuilla 或 Ivilyuqaletem）會食用白鼠尾草的葉片、當作菸抽（用菸斗抽也用於汗舍典禮），還把它用作體香劑。除此之外，他們在打獵前會用白鼠尾草摩擦身體來遮蔽人類自然的氣味，包括月經來臨的女人的氣味[61]。庫梅亞埃人（Kumeyaay，或稱狄耶戈紐人〔Dieguño〕）將它當作薰香燃燒，特別用於病房，尤其會在家中有麻疹的時候使用[62]。在藍鼠尾草（*Artemisia tridentata*，即山艾樹）和白鼠尾草的原生區域，很多情況下兩者傳統上都能互相替換使用。

---

61. Lowell John Bean and Katherine Siva Saubel, *Temalpakh (From the Earth): Cahuilla Indian Knowledge and Usage of Plants* (Banning, CA: Malki Museum Press, 1972).
62. Ken Hedges and Christina Beresford, *Santa Ysabel Ethnobotany* (San Diego: San Diego Museum of Man, 1986).

煙熏儀式（smudging）是個被輕率挪用的原住民傳統，在現代英語系異教信仰中受到普遍歡迎。通常有兩種進行方式：第一種是在鮑魚貝上以炭火燃燒，並用羽扇揮煙。第二種是將白鼠尾草放到部分乾燥，然後包裹成雪茄燃燒。出於對原住民與他們神聖傳統的敬意，不應以「煙熏儀式」指稱任何非原住民的薰香使用。

由於非原住民的使用還有商業化，白鼠尾草長期受到過度採收。取得時請注意來源，可能的話自己種植。如果不是自己種植，也沒有跟活生生的植物靈建立關係，我建議你不要在傳統原住民儀式之外的場合使用。白鼠尾草的大多用途都可以用艾草跟迷迭香取代。

迷迭香 *Rosemary*

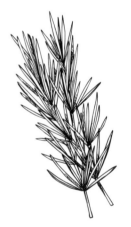

迷迭香（*Salvia rosmarinus*）最近（二〇一七）才剛被重新分類到鼠尾草屬，它在很多方面都跟鼠尾草有很大的不同。無疑你一定很熟悉迷迭香辛辣、微微的藥草香氣和味道，它是非常常見的廚房香草。跟所有鼠尾草一樣，它是出色的蜜源植物、「好鄰居」的朋友。一本十九世紀的藥草書寫道：「年輕的妖精會偽裝成蛇，躲藏在它的枝葉下。」[63] 迷迭香在原生地地中海是種常綠植物，有著小的針狀葉片。在無風、陽光充足的地方，例如6區這裡，它能過冬；不過我很懷疑它能不能在更北的地區生存。迷迭香在古代的名稱是「rosmarimus」（海之露），因為它在海邊生長得特別好。不過某個民俗字源故事把它詮釋成「瑪莉的玫瑰」（Rose of Mary），故事如下：

> 在前往伯利恆的道路上，懷胎多個月的瑪莉亞被暴風雨困住了，於是在一株常綠灌木下尋求庇護。她把自己的藍色斗篷披在灌

63. Richard Folkard, *Plant Lore, Legends, and Lyrics: Embracing the Myths, Traditions, Superstitions, and FolkLore of the Plant Kingdom* (London: Folkard & Son, 1884). www.gutenberg.org.

木強壯的枝幹上，並用針葉鋪了床。隔天早上，她神聖的氣場滲透了整株植物，賜予了植物她身上甜美的馨香；而露水染上了她斗篷的藍，滲入植物的花，這就是為什麼瑪莉的玫瑰有著如此美麗又細緻的藍色花朵。

迷迭香跟記憶的關聯是最有名的。就像莎士比亞讓他的角色歐菲利亞（Ophelia）說的：「有迷迭香，那是為了記憶；吾愛，請你不要忘記。」[64]迷迭香用於增進記憶有數千年的文獻記載。古希臘的學生覺得在考試的時候帶著迷迭香花環效果非常好。在羅傑・哈克特的《藥草書》（Roger Hacket's *Herball*）中，他說：「它對腦很有幫助，能強健記憶，對頭部非常有藥用價值。」[65]迷迭香對促進老年人的記憶力和認知功能也非常有效，這項用法從古典時期起便有民俗記載。

因為迷迭香跟海岸的關聯，以及它美麗的樣子和味道，迷迭香經常跟女神阿芙蘿黛蒂連結在一起。或許是因為這樣，迷迭香是處理婚姻相關魔法工作的絕佳選擇，無論是尋求姻緣或增進既存的婚姻都很適合。在很多歐洲傳統文化中，新娘會在婚禮上戴迷迭香花冠。迷迭香用於促進忠誠尤其有名：餵食配偶迷迭香，或將一枝迷迭香放在他們的口袋，就能讓他們保持忠貞。如果要「燃起床笫樂趣」，取一條紅線打七個結，將三枝迷迭香枝條跟一枝肉桂棒綁在一起，放在床下。據說這麼做也能防治臭蟲跟其他昆蟲。

由於迷迭香驅蟲和抗菌的功效，你應該會猜到，它也有防禦和驅逐的性質，而民俗傳說證實了這點。將迷迭香花環掛在門上可以避免不想要的訪客靠近，尤其是那些要來「辦公事」的人。迷迭香是很棒的病房薰香，有迷迭香香氛蒸氣霧對感冒和其他呼吸道疾病也很棒。因為它抗菌的功能，在任何迷迭香適應的區域，把它用於喪葬儀式上已成習俗。迷迭香這種藥草的防禦力量很強，對防禦詛咒和其他惡咒都非常有用。它的針狀葉經常被用於巫瓶和其他避邪的

---

64. 莎士比亞，《哈姆雷特》，第四幕，第五景。
65. Grieve, *A Modern Herbal*, 682.

民俗魔法中，用來象徵針、刀片和其他尖銳物；也可以用來預防惡夢。迷迭香非常適合入浴，可以使用完整枝條，或煮一鍋濃茶在淋浴間倒在自己身上。以迷迭香入浴能讓身心都有很好的恢復，也能促進血液循環。

迷迭香是對抗父權宰制的強大盟友。有一句老英諺是這麼說的：「迷迭香生長之處，女人是主。」魔法上，可以用迷迭香的針葉刺扎代表施虐者的人偶，讓他們永遠忘不了對你做過的事，在這方面是個絕佳選擇。迷迭香泡的茶可以平靜心與思緒，尤其是經歷創傷之後。

入香時，迷迭香可用於以上所有用途。若單獨燃燒，效果以淨化和驅逐為主，尤其針對疾病和惡咒；若與其他元素混合，迷迭香能發揮強大的清淨力量，掃除一切可能妨礙其他材料能力的魔法雜質。它也非常適合作為祭品獻給阿芙蘿黛蒂、朱諾還有「好鄰居」，不過跟其他更柔軟、圓潤的香氣一起供奉更為適合，例如乳香。獨自發揮時，迷迭香的性格非常透澈、銳利、明亮，就像一把閃閃發光的劍。

卜者鼠尾草 *Seer's Sage*

寫鼠尾草薰香而沒有提到卜者鼠尾草（*Salvia divinorum*）的話，就太「粗心大意」了。它也被稱為「占卜師的鼠尾草」（diviner's sage）或「牧羊女瑪麗的植物」（ska María Pastora）*，但更常單純被叫作「salvia」。這種鼠尾草是瓦哈卡（Oaxaca）的原生種致幻植物，數千年來一直被當地原住民使用，其中包括馬薩特克人（Mazatec）。它被尊為植物老師，有助於使用者進入入神狀態還有進行靈魂旅行，主要使用脈絡是占卜與治療儀式[66]。卜者鼠尾草的使用之所以在非原住民群眾間普及，是因為亞伯特・霍夫曼（Albert Hofmann）在職業生涯晚期做的研究工作。如同許多人類馴化的植物，卜者鼠尾草以種子繁殖的情況非常罕見，故基因上有所區分的種類也較為有限。幾乎所有你會碰到的卜者鼠尾草都是從

---

66. Parker L. Mott, *A Literature Review on the Status and Effects of Salvia Divinorum on Cognitive, Affective, and Behavioral Functioning* (Irvine, CA: Universal Publishers, 2011), 64.

＊ 我把「Pastora」翻譯成「牧羊人」，這個字也能表示「嚮導」、「祭司」或「薩滿」。

瓦哈卡的兩株植物分株出來的複製體，其中之一在一九六二年分株，被稱為華森－霍夫曼分株（Wasson-Hofmann strain），因為它的味道，有時候也被稱為苦分株。另一種在一九九一年被剪下，稱為布洛瑟分株（Blosser strain）或平味分株（palatable strain）。

若用於入神工作，卜者鼠尾草通常以茶的形式服用，不過也可以當菸抽或作為薰香燃燒。當然，使用卜者鼠尾草或其他任何入神植物（entheogen）時，都應該極度小心謹慎。建議只有在跟有經驗、對相關傳統與神靈展現出適當尊重的入神工作者當面學習之後，才使用這種植物。卜者鼠尾草在很多國家都屬違禁品，包括英國和澳洲，不過在美國大多數的州（但不是全部）是合法的。

其他植物

馬鞭草 *Vervain*

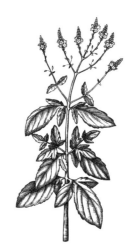

馬鞭草（vervain 或 verbena）也是很大的植物家族，入香時，它們大多都能互相替換使用，除了以下會討論到的部分例外。所有的馬鞭草都是天堂之后的神聖植物，我認為開藍花的品種更是如此。在埃及，馬鞭草被稱為「伊西斯的眼淚」，而在希臘則是赫拉和黎明之神厄俄斯（Eos）的神聖植物。所有品種的馬鞭草都能吸引傳粉者，尤其是蜜蜂和蝴蝶，非常適合用來跟精靈合作。馬鞭草常見於愛情魔法，以及防禦與治療工作。藥用上，馬鞭草有放鬆的功效，而魔法上也延續了這項性質，非常適合用於目的是讓能量流緩和下來、平均擴散的工作，內在或外在都有效果。馬鞭草在魔法中最有名的用途，是作為梵梵油（Vanvan oil）的基礎，這種油通常以檸檬馬鞭草製成。事實上，「vanvan」這個字就是馬鞭草「verbena」的克雷奧語變形。

製作薰香最常見的品種是原生於歐洲的普通馬鞭草（*Verbena officinalis*），還有藍馬鞭草（*Verbena hastata*，又稱為美國馬鞭草）。另一種美國原生種 hoary verbena（*Verbena stricta*），以及美國南部的檸檬馬鞭草（*Aloysia citrodora*）也值得一提。這些品種入香時全部都能互相替換使用，不過每一種當然都有自己特別的性質。

達米阿那 *Damiana*

達米阿那（*Turnera diffusa*）有著複雜的辛辣花香，不知為何令人想到洋甘菊。它跟西番蓮*親緣很近，催情的效力也富有盛名。它的名字來自希臘文的「daman」，意指「征服」（例如在愛情魔法的脈絡下）。燃燒時，達米阿那有種沉鬱（dank）的藥草香，類似混入果香的大麻。將達米阿那當成香菸抽能帶來舒緩、溫和、美妙的身體快感，以及非常輕微的欣快。

它也具有抗焦慮的功效，用作薰香的效果相同，不過更加細微。在墨西哥，達米阿那被釀製成傳統利口酒，是瑪格麗特調酒的原始基底，我熟悉的某個品牌將酒裝在美豔的胖女神玻璃瓶裡。

魔法上，達米阿那非常適合用在各種跟愛情或性愛有關的工作中。它對任何性別的人都有強烈的催情效果，並且對有陰道的人尤其有效。它對占卜、入神、夢境工作也很有助益。達米阿那跟入神旅行的關聯緊密到讓它得到這本書裡最有女巫感的傳統名字——「老女人的掃帚」。在多數薰香中，都能用貓薄荷加上艾草來替代。

月桂葉 *Bay laurel*

月桂（*Laurus nobilis*）是一種地中海長綠灌木，結有帶黏液的黑色漿果（with slick black drupes）。葉片光滑有光澤，形如矛頭，聞起來是銳利的藥草味，帶有花

＊譯注：百香果花。

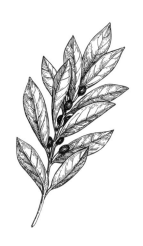

與柑橘香調。它們是湯品、燉菜還有醬汁的常見調味料。月桂是種溫帶的常見花園植物，也經常被種於室內。據說在屋內種一株月桂可以避免房屋遭到雷擊。美國原生種加州月桂（*Umbellularia californica*）並非同一種植物，但入香時可以替換使用。加州月桂通常氣味更加強烈，所以用量要減少。

月桂葉是防治衣蛾和其他害蟲的聖品，這暗示了它也能防治無形的害蟲，而我的經驗可以證實這點。月桂是頂尖的驅魔師，尤其擅長驅逐無法安息的死者。跟乳香一起使用時，對破除詛咒的效果極佳。不受歡迎的訪客終於離開後，燃燒月桂葉淨化空間能防止它們回來。最後，我從獅鷲林間薩滿學苑的卡洛琳・坎納（Caroline Kenner of Gryphons Grove School of Shamanism）那裡學到了這個小技巧：月桂在異界是個強大的戰士盟友。必要時可以化形成月桂，宛如裝備眾多武器的戰士，它會旋轉把身上每一片葉子當作刀劍射出。

月桂的希臘名「Δαφνη」（daphne），是由一位阿波羅追逐的寧芙命名。在遙遠的過去，厄洛斯對阿波羅降下了詛咒。太陽神因此陷入瘋狂，不斷追逐水精靈達芙妮，試圖姦汙她。

就在阿波羅抓住她之前，達芙妮大聲哭喊向蓋亞求救，於是大地介入，將她化為一棵樹。奧維德如此訴說這個情景：「沉重的麻木攫獲她的四肢，單薄的樹皮覆蓋了她的乳房，她的髮化為葉；她的臂膀化為枝；她片刻前還如此敏捷的雙腳緊緊扎入地，慢慢生根；而她的臉已消失在樹冠裡。唯一留下的，只有她光耀的美麗。」[67]阿波羅用她美麗的枝葉為自己編織了一頂花冠，而月桂強大的力量驅散了他身上的詛咒。因此，月桂被認為是屬於阿波羅的神聖植物。如同許多這種類型的神話，故事後來才出現，解釋了已經存在的習俗，而不是反過來。月桂之於阿波羅之所以神聖，是因為它對德爾菲（Delphi）而言具有神聖

---

67. 奧維德，《變形記》，Anthony S. Kline譯 (2000), Bk I:525-552. ovid.lib.virginia.edu.

的意義，山坡上滿是月桂；月桂之於阿波羅之所以神聖，是因為它如此深愛著太陽；月桂之於阿波羅之所以神聖，是因為它又明亮、又清脆、又清透。月桂的神聖性比阿波羅的創造還要久遠。

據說德爾菲的神諭會吸入月桂葉的香煙[68]，而月桂葉也極為適合加入所有占卜薰香。月桂葉可以作成芳香乾燥花，將它們放在床邊有助於夢見真實。現代英語系地區的民俗魔法中有一個常見的作法：把你希望釋放的事物寫在月桂葉上然後燒掉。也有人把願望寫在月桂葉上，然後當成祭品燃燒，獻給太陽。如果能接觸到完整的植株，也可以將漿果和木料加入薰香。月桂薰香有殺死細菌跟黴菌的功效，非常適合作為病房的薰香。

裸子植物的針葉 *Conifer needles*

幾乎所有針葉樹的葉都能當成薰香燃燒，彼此之間也能互相替換使用，除非你要跟特定樹種的靈合作。所有針葉燃燒的味道基本上都很好聞，而且全都很適合用於淨化。我最常使用的是松樹、圓柏和絲柏，都是我們已經討論過的植物。冷杉尤其適合用來建立內在自信還有靈性權威，北美許多部落的原住民都將它當作薰香，用於儀式以及日常生活。雲杉據說能夠提升靈能感官的敏銳度，並打開心靈、帶來清晰。大量燃燒紫衫針會產生毒性，不過有時候還是會在用於惡咒的時候燃燒。實驗時請保有適當的警覺。

---

68. C. Scott Littleton, "The Pneuma Enthusiastikon: On the Possibility of Hallucinogenic 'Vapors' at Delphi and Dodona," Ethos 14, no. 1 (Spring 1986): 76-91. www.jstor.org.

等等！那薰衣草呢？

熟悉魔法藥草的讀者可能會非常驚訝：這本書裡沒有一個配方使用薰衣草。原因很簡單：因為我對它過敏！推薦我自己從沒操作過的魔法讓我不自在，所以這裡沒有薰衣草；因為我不種植、服用薰衣草或與它合作，我能告訴你的不會比維基百科能告訴你的多多少。它有非常可愛又芳香的淡紫色花朵，能夠吸引傳粉者，其安神還有帶來睡眠的效力尤其聞名。我不能使用薰衣草，但幾乎所有我認識的巫都很愛它；鼓勵你實驗看看。

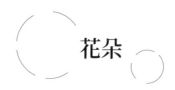

花朵

玫瑰 Roses

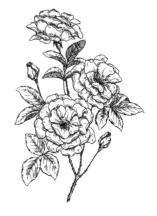

玫瑰是這本書中最有文化重要性的材料之一，所以我不會浪費太多時間描述。你是知道玫瑰長什麼樣子、聞起來如何的，我對這點有信心。如果你想要栽種玫瑰的相關資訊，坊間有更多比我更好的來源！因此，讓我們看看玫瑰的歷史，然後直接切入它們魔法薰香用途的討論。

許多品種的野玫瑰有五瓣花瓣，授粉後，大多也會結出一種稱為玫瑰果的果實。玫瑰果很酸，但非常美味，富含維他命 C，我建議用它們來煮茶。能在花店或華麗花園看到的馴化種，通常有多重複瓣，而且沒有人類幫忙通常也無法授粉，所以它們不會結玫瑰果。因此，如果要在豐饒、生育的配方中使用玫瑰，建議使用野玫瑰，或同時使用馴化玫瑰跟野玫瑰。如果打算吸入香煙，注意不要用花店的玫瑰，因為它們通常覆滿殺蟲劑。

有個神話述說了玫瑰的由來：春天與花朵的女神芙蘿拉（Flora）有一天發現她最鍾愛的寧芙失去了生命的軀體，因而陷入悲傷的淵藪。她乞求諸神幫助她把寧芙的軀體變為最美麗的花朵，也就是後來眾人仰慕的花中之后。「藝術之神阿波羅給了她生命的氣息。巴克斯（Bacchus）將她沐浴在瓊漿裡。維爾圖努斯（Vertumnus）給了她芬芳；波摩納（Pomona）給了她果實。而芙蘿拉自己在最後給了她花瓣構成的冠冕，玫瑰於是誕生了。[69]」

---

69. H. H. Battles, "The Story of the Rose," Ladies' Home Journal, January, 1893.

　　玫瑰以美麗和美妙氣息聞名，它們是絕對的感官歡愉。它們要求所有看見它們的人的注意力，因此玫瑰極為適合用在任何吸引他人眼球的魔法，無論是戀愛、工作或其他任何目的。當然，玫瑰尤其適合用於愛與性，還有吸引戀情的魔法。我建議性方面用紅玫瑰花瓣，愛用粉紅花瓣，婚姻用白色，友誼用黃色，工作用橘色。雖然任何顏色的玫瑰花瓣都很適用於以上所有用途，不過也可以透過顏色混出專用的配方。就我個人而言，我的「庫存」通常只有紅玫瑰，但我會把所有來到身邊的玫瑰花瓣都保存下來。用戀人送給彼此的玫瑰來對他們的關係施魔法特別有效。

　　玫瑰是愛神維納斯的代表，在任何獻給祂或該領域神靈的供香配方中，都是一項關鍵材料。很多很多其他神祇也喜愛玫瑰，包括伊南娜（Inanna）、伊絲塔、阿芙蘿黛蒂、吉祥天女、克洛里斯（Chloris）、希栢利（Cybele）、芙蘿拉、狄蜜特、阿斯塔蒂（Astarte）、奧羅拉（Aurora）、黑卡蒂、邱比特、戴歐尼修斯、厄洛斯、瑪爾斯和巴克斯。玫瑰薰香能幫助你執行借用這些神靈力量的工作。

　　玫瑰也相當適合治癒魔法，尤其是情感上的治療。它們能為任何配方加入平靜、修復的功效。除此之外，玫瑰也是給死者的絕佳供品。在古希臘民俗中，偉大的戰士王子赫克托爾（Hector）殞落之後，身體被敷上了玫瑰油，讓他在死後的世界能展現他的強大。最後，玫瑰驅散邪眼的效力也非常傑出，納入防禦魔法中是很有智慧的作法，特別守護對象是小孩的時候。這點反映了玫瑰吸引的功效；玫瑰讓你變美、吸引關注的同時，也讓你更容易受到邪眼的攻擊。不過，毒藥也是解藥，正確使用時，玫瑰就是解咒工作的絕佳盟友。最後，從植株摘下的新鮮玫瑰果含有帶刺激性的細毛，你可以把它們磨碎，做成讓人發癢的粉末。因為這樣的性質，它們非常適合加入某些種類的詛咒中。

茉莉 Jasmine

　　「茉莉」這個名字被用來指稱許多不同種類的開花植物，但市面上販售的

薰香或用作薰香時，通常指的都是「甜香茉莉」（sweet-smelling jasmin，學名為 *Jasminum odoratissimum*），或者夜來香、夜后（*Cestrum nocturnum*）。茉莉花白小巧，成星形，香味非常強烈，有時候被泡成茶飲用，尤其在中國。它跟玫瑰一樣，有非常強的花香，在女性香水中很常見。

茉莉也帶有悲傷的氣質。在菲律賓的傳說中，它跟一對註定錯過彼此的情侶連結在一起。有個王子跟一位農家女孩墜入了愛河。憂心的她對王子說：「到了早上，你就會忘了我。我只是個平凡的鄉下女孩，沒有華美的珠寶或香水。我的髮中僅有這朵茉莉。」他給了她一把匕首，告訴她自己絕不會對她不忠：「如果我背叛了妳，就用這把刀刺進我的心。」之後王子再次騎馬回到宮殿，並（當然地）把鄉下女孩和她的茉莉花全都忘了。

時光荏苒，鄉下女孩聽聞王子跟一位富有的上流城市女子大喜將近，於是她跋涉數日來到城裡，混入婚禮的人群裡。但她無法狠下心刺殺王子。她跑到了心愛的茉莉花叢那裡，在樹枝上刻下他的名字還有「受我一拜」，然後拿匕首插向自己的心。她的血餵養了花叢，喚醒了茉莉，讓茉莉長得比其他任何花朵都還要大，開的花比它們都還要香。直至今日，據說，如果兩個戀人一起吸入了茉莉花香，他們會落入無人能抵抗的糾葛之中。

魔法上，茉莉跟夜空有非常緊密的關聯，在許多文化中跟女性還有母親也是。它被視為擁有淨化的力量，並經常被當作月亮屬性的藥草使用。入香時，茉莉主要能帶來奢華還有浪漫，以及提升靈視與其清晰度。然而，就像你可以從上面的故事了解到的，加入茉莉不全然是明智之舉。在床邊放一碗茉莉花，或納入藥草枕，據說能夠促進預知夢發生，不過這方面我更喜歡八角。

苜蓿 Clover

苜蓿是超棒超美的魔法植物。三葉草屬（*Trifolium*）特別被稱為「世界種」（cosmopolitan），也就是說，它們在地球上幾乎每一個地區都是原生種，或已經

適應當地環境。聖派崔克將它們三片葉子的模樣連結到基督教的三位一體，對我來說，這顯示了它們的「世界主義」：三葉草不只原生於大地上所有地區，也原生於天上世界和地下世界。我自己的經驗來自白花苜蓿（*Trifolium repens*）和紅花苜蓿（*Trifolium pratense*），這兩種苜蓿都在我的院子裡生長，很可能也在你的院子裡。根據經驗，兩者中白花苜蓿稍微比較適合用來跟精靈合作，紅花苜蓿比較適合療癒；但入香時所有苜蓿都差不多。苜蓿也可以在室內種植，不過我被教導這麼做不吉利。

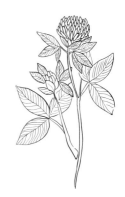

在基督教傳說中，三葉草的每片葉子都代表一種美德：第一片是信任，第二片是希望，第三片是愛。如果出現了第四片，代表幸運。人們普遍相信，平均一萬株苜蓿裡有一株四葉幸運草。如果隨機分配，那大概就是每十二平方英尺土地上會有一株四葉草。不過四葉變種無法繼承，所以如果找到一株四葉草，很可能附近還有更多。就我個人來說，我很有信心魔法／妖精的活動容易讓三葉草變種成四葉草。這裡有個撇步能幫助你找到它們：白花苜蓿葉子上有白色的條紋，在一般的三葉草上會形成三角形；如果是四葉草，創造出的則是方形。你可以在三角形中尋找方形。如果找到四葉幸運草，可以在它們開花之後花正要枯萎時摘下花朵，悉心照料其中的種子。在康瓦爾（Cornwall），人們說用四葉幸運草製成的藥膏可以增進靈視（第二視野〔second sight〕）——雖然我沒有成功過。在威爾斯（Wales），有把四葉草放在枕頭下以促發魔法夢境的習俗，也能帶來健康還有開朗的心情[70]。在五月第一天摘下的四葉幸運草特別特別幸運。

苜蓿是重要的蜜源植物，尤其受到蜜蜂熱愛。它也是兔子、土撥鼠、鹿，還有其他小型哺乳類動物最愛的食物。

如同所有傳粉者喜愛的植物，它們也受到精靈的青睞。種植苜蓿會吸引良

---

70. Marie Trevelyan, @Folk-Lore and Folk-Stories of Wales@ (London: Elliot Stock, 1909), 75.

善的神靈，防止帶有惡意的靈靠近。對我來說，苜蓿跟懷有身孕的大女神有著非常強烈的連繫，一部分是因為它們含有大量的植物雌激素。苜蓿平均每畝地從空氣中收回到土地裡的碳量，遠遠大於一般的草。它們也能把氮固著在土壤中，養育土地。想幫助世界回歸荒野，有件非常簡單而且你也可以做到的事：那就是在你家的草坪上撒下超多的苜蓿種子，它們可以讓枯竭的土地找回豐饒的地力、增加傳粉者數量，還有降低水資源的浪費。

苜蓿也極為適合用於招財魔法，其實「住在苜蓿裡」（living in the clover）就是「過得很奢華」的老派說法。我相信確實如此，因為就像前面提到的，苜蓿能讓土壤變得很健康，又是牧畜的極佳秣草，所以苜蓿滿滿的農場確實就是財富滿滿的農場。在商家門口的街上撒苜蓿花苞據說能夠吸引顧客；入浴也可以洗去不好的財運，招來富裕。在現代希臘民俗中，會用苜蓿沾醋灑淨房間的各個角落，尤其是病房，這麼做可以驅走邪魔。入香時，我主要使用花朵，不過偶爾也會加入葉片。苜蓿花有種清淡的花香，對我來說是夏天的味道。

番紅花絲 Saffron

番紅花絲是番紅花（*Crocus sativus*）的鮮黃色花蕊（生殖器官），而番紅花是野番紅花的馴化種（*Crocus cartwrightianus*）。野番紅花原生於阿提卡半島、克里特島以及小亞細亞。番紅花最早的馴化地點未知，但至少從青銅器時代開始就被人類繁殖，至今全球皆有栽培。今天幾乎百分之九十的番紅花產於伊朗；在美洲，除了賓夕凡尼亞荷裔地區——尤其蘭開斯特（Lancaster）*——其他地方幾乎沒有栽種。

因為收成花蕊人工成本極高，番紅花絲一直以來都非常昂貴。七萬朵番紅花才能產出一磅的番紅花絲。番紅花絲烹煮後呈明亮的鮮黃色，尤其跟米一起料理時。

＊我長大的地方。

　　它也被作為染料使用，不過大多標示為「番紅花染」的衣服其實是用薑黃染色的。番紅花有種難以形容的味道，有點像是蜂蜜加上剛割下的麥草——柔滑馥郁，卻不帶乳香和甜味。它有非常淡的辛味，但一點也不辣。整體而言幾乎無法形容，但非常美味。番紅花用於香水和薰香有悠久的歷史。亞歷山大大帝和埃及豔后克麗奧佩脫拉兩個人據說都曾經以它入浴，番紅花以養顏美容還有療癒傷口富有盛名。

　　有證據顯示，番紅花可以減輕嚴重憂鬱症患者的症狀。我的看法是，那麼金黃、那麼美味的東西怎麼可能無法讓人開心，哪怕只是一點點！魔法上，番紅花是帶來喜悅的聖品。在同樣的脈絡下，它也被廣泛用於促進聚會的歡快。它是希波克拉斯酒（hippocras）的關鍵材料，這是一種中古世紀的香料酒，用於宴席最後招待賓客，是道別敬酒的飲品。

　　廣義的番紅花科植物——特別是番紅花絲——是赫密士的神聖植物。在希臘神話中，克羅庫斯（Krokus）是赫密士的愛人，但被後者意外殺死，赫密士為了紀念他而創造了番紅花。因此，番紅花絲被用於男性尋找男性的愛情魔法。它也是黑卡蒂跟祂的女兒——愛亞島的巫后喀耳刻（Kirke 或 Circe）兩者的神聖植物。在埃及，番紅花受到阿蒙（Amun）的眷愛。番紅花是眾多太陽神的神聖植物，基本上可以確定是因為它鮮明的黃色。它有著溫暖的火能量，入香時，通常用於帶來奢華、舒適、療癒身心的溫暖感受。

其他花朵

　　用量少的話，幾乎任何花都能加入薰香。試驗燒一點點乾燥的花朵，看看聞起來怎麼樣。大多花瓣燃燒時出乎意料只有非常細微的香味，不過它們確實能為散香加入美麗的色彩。有些花朵能帶來細緻的花香，以花園裡許多常見的花朵入香效果都不錯。我經常使用雛菊、蒲公英、金盞花、洛神花、香堇菜、紫丁香、菊花、三色菫還有向日葵。除此之外，任何你使用的藥草的花，也都能跟葉子一起加入薰香。

香料、種子、莓果和其他果實

「藥草」一詞通常指的是植物的花或葉，而「香料」更常表示樹皮、種子或另外較「硬」的組成部分。不過兩者之間還是有所重疊。香料強烈的風味和香氣產生於高濃度的香氛組成，其中許多成分都具有藥用和魔法價值。香料富含價值，保存狀態穩定，因此它們是最早沿著傳奇性的香料之路從東方進口到歐洲的貨品。一般而言，大多香料都適合用於和火星或性愛相關的魔法，還有任何你想要增加「熱度」、「加入辛香料」的情況。

胡椒 Pepper

黑胡椒（*Piper nigrum*）是世界上最普遍的香料，我就不浪費時間描述它的味道，想必你已經很熟悉了。胡椒的使用部分是名為「胡椒粒」（peppercorn）的小核果。用於魔法時，所有顏色的胡椒粒都可以互相替換使用，我平常都用一般商店買的純黑胡椒粒。在古埃及，製作木乃伊時，偶爾會把胡椒粒塞進屍體的鼻孔裡，如同所有防腐植物，我想也可以用它們來跟死者工作，不過我沒用那麼使用過。

以薰香而言，胡椒一般用於火星相關的領域，用於攻擊或詛咒工作。不過，少量使用也可以為其他種類的薰香帶來火星剛烈的稜角。因為胡椒的攻擊性，它最常被用來趕走人或事物，可以把它想成魔法防狼噴霧。可以把胡椒加入各種防禦薰香，但要注意下手不要太重。

用於這項目的時，胡椒跟樹脂能配合得很好。胡椒也很適合提升警覺心，尤其是要踏上真正的或比喻的戰場時。需要提提神的時候，可以在香料茶或咖啡中加入幾顆胡椒粒；旅行時，或在任何難以取得材料的情況下，混合幾包餐廳那種小袋裝的黑胡椒跟鹽，撒在門廊就能快速建立起簡單的防禦。

少量使用時，胡椒很適合納入跟愛與性相關的薰香，能加入極佳的火星、火元素之陽剛能量，它可以增加事物的熱度，帶入一絲危險的感覺。跟玫瑰還有蜂蜜一起使用效果非常好。同樣的組合也很適合用來調味給愛人吃的食物，讓他們「進入狀態」。**警告：**製作薰香時只應使用完整胡椒粒，**不要**使用胡椒粉或壓碎的胡椒粒，因為這樣會產生太多煙霧，而且可能刺激眼睛、鼻子和喉嚨。

香草 Vanilla

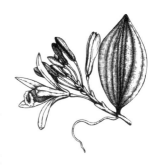

香草（*Vanilla planifolia*）是原生於墨西哥的爬藤植物，不過今日普遍生產於馬達加斯加和印度尼西亞。它豌豆一般的豆莢就是我們稱為「香草」的香料。就像番紅花絲一樣，香草非常昂貴，因為它需要手工授粉，植株在開花當天就會死去。但不是所有植株都在同一天開花、同一天結果，所以授粉和採收的過程都需要非常大量的人力勞動。豆莢採收之後，需要數個月的時間熟成，這很可能不是你可以自己種植或野外採集的植物，不過在大多數較大的食品店取得都很容易。多數市售的食品都是用人工香草製成的，而真正的香草和人工香草經過烹飪之後，大多數人也無法區別。不過，用於魔法的時候，強烈建議使用完整的香草豆。若在薰香中使用香草，可以用刀把豆莢劃開，把裡面細小的種子跟磨成粉的材料混合。把空豆莢放在糖罐裡，之後用同一罐糖調味的任何東西都會隱約帶有香草美妙的香氣跟味道。香草用於烘焙和愛情魔法都非常適合，也可以用來製作薰香，不過最好先把液體跟蜂蜜混合，再一起加入剩下的薰香裡，否則很難混合均勻。薰香是極為常見的香料，我很肯定你清楚知道它的味道：溫暖、甜美、柔順，非常些微的辛辣，它是餅乾、冰淇淋和其他各種美味的明星味道。對很多人來說，香草聞起來就像最美好的童年回憶，它喚起的是簡單、純潔的感受，幾乎不管在哪都受到喜愛。當然我也很確定有人就是不喜歡香草的味

道，但我不認為我真的遇過這樣的人。有重大臨床證據證明了香草的氣味能夠減輕焦慮。在所有人類文化還有在動物身上，香草都真的有這項效果：這顯示了這個功效存在於植物本身，而不僅僅只是讓人想起快樂的時光。

就目前所知，墨西哥中部的托托納卡人（Totonaca）是第一群栽種香草的人，他們後來被阿茲特克人征服並吸收了。托托納卡人似乎不把香草用於食物，不過確實在儀式中燃燒並作為催情藥使用。例如，年輕女人會將香草豆莢編在髮中來吸引戀人[71]。現代墨西哥拉丁巫術（Brujeria）仍然這樣使用。跟有興趣的對象說話時，可以把一小截香草放在舌下，或者用一根針把心上人的頭髮穿過香草豆莢。

德國物理學家貝查爾・秦瑪曼（Bezaar Zimmermann）在他的文章〈論經驗〉（一七六二）宣稱：「有不只三百四十二個陽痿的男性，在喝下了香草煎煮液之後變為有著同樣數量情婦的大情聖。」[72]《金恩美國藥典》（King's American Dispensatory）教導：香草「能夠刺激腦部、阻止睡意、增加肌肉能量，還有激發性慾。」[73] 確實，香草是所有愛情、性愛還有戀愛魔法的絕佳媒材，幾乎所有獻給愛之女神或其他金星神靈的獻禮，加入香草後都更加美妙。我有個習慣：有約會的晚上在床鋪上噴灑香草。

◆ 丁香 Cloves ◆

丁香（Syzygium aromaticum）是我最愛的香料之一，它們是希臘料理中人們的最愛；對我來說聞起來像家的味道。丁香是極佳的魔法媒材，如同所有奢侈貨品，它們可以用於招財工作，以及作為獻給木星神靈的祭品。

---

71. Patricia Rain, @Vanilla: Cultural History of the World's Favorite Flavor and Fragrance@ (New York: Jeremy P. Tarcher/Penguin, 2004), 124.

72. As quoted in Tim Ecott's @Vanilla: Travels in Search of the Ice Cream Orchid@ (New York: Grove Press, 2005), 32.

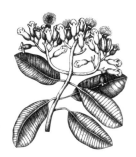

就像所有辛辣的東西，在愛情魔法裡加入丁香等於「加入辛香料」，可以讓「事情升溫」。丁香是傳統的催情藥，能讓「血脈賁張」。它們也能用作獻給金星神靈的祭品，雖然這不是我的第一選擇。更具體地說，丁香適合用來吸引還有滋養友誼。如果要立下約定，你跟朋友兩個人各自應該在一條紅繩上綁上七粒丁香，然後交換、帶在身上，直到丁香自然掉落。丁香也被用於火星相關的魔法，通常這種魔法會直接從它們的形狀汲取力量，將丁香比喻成長釘或武器。

在希臘民俗魔法中，丁香被用來診斷以及治療邪眼的傷害。診斷的方式是：取七枚丁香，一個接一個在燭火上燃燒。如果燃燒過程中非常安靜，代表一切安好；有愈多爆破聲代表詛咒愈嚴重。除了診斷的用途，丁香也在名為「ξεμάτιασμα」（Xematiasma）的小型驅邪儀式中出現；「ξεμάτιασμα」大概的意思是「甩掉」、「抖掉」，可以用來治療邪眼的傷害並用於許多其他用途。我建議的作法是，煮一鍋丁香濃茶，加一點鹽，如果可以用海水煮成的話更好。淋浴之後，把丁香鹽水從頭頂上倒下，同時祈禱得到淨化和療癒。傳統上，「Xematiasma」儀式的禱告是受到嚴密保護的祕密；我不能教你我的家族禱告，不過這裡有兩個我為你寫的禱詞，供你參考，讓你也可以寫出自己的版本：

神聖的處子，天堂之后
聖神之母，萬物之母
用妳的天藍色斗篷賜我們庇佑
守護我們遠離所有邪祟

走，走，走！

女神尤里菲薩啊！神聖的天空之后，妳的光耀灑落四方

黎明的母親，月亮還有永不落敗的太陽之母

永恆的大氣屬妳；清澈的蒼穹亦屬妳

預言的遠見屬妳；全視之眼亦屬妳

將妳的光在這個家灑下

把所有邪祟送往遠方！

走，走，走！

Holy Virgin, Queen of Heaven,

Mother of God, Mother of All,

take us under your sky-blue cloak,

and protect us from all evil.

Avert, avert, avert!

Thea Euryphaessa, Queen of Heaven, Holy Wide Shining One,

Mother of the Dawn, and the Moon, and the ever-unconquered Sun,

Yours is the eternal Aithre; yours the clear blue sky,

Yours is the vision of prophecy, yours the all-seeing eye.

Shine your light upon this home,

And send all evil away to roam!

Avert, avert, avert!

　　入香時，丁香可以用來防治疾病、蟲蚋還有不好的魔法。將丁香用於這個目的時，極為適合跟艾草還有香菫菜結合。不過，我最常把它們當作幸運符使用，用來活絡有水星屬性的神靈。丁香能夠加速魔法的運作，還有為幾乎任何

類型的魔法帶來火的力量並增加能量。丁香的煙「頻率很高」，能在其他味道中突顯出來，是加入感覺沉鬱薰香的好選擇。丁香是極佳的神聖空間薰香，尤其跟乳香合唱的時候。

肉桂與玉桂 Cinnamon & Cassia

真正的肉桂（*Cinnamomum verum*）又被稱為「錫蘭肉桂」，是種高度芳香的樹皮，以料理香料舉世聞名。它的價格很高，但很容易在高檔食品商行或香料專賣店找到。在美國，大多食品店販售的肉桂是中國肉桂（*Cinnamomum cassia*，即玉桂）——跟真肉桂親緣關係很近，有著相似樹皮的植物。不過也有其他品種被用來替代真肉桂。大多目的上，真肉桂跟玉桂都能夠互相替換使用，不過真肉桂絕對更美味、更美妙。如果有機會，鼓勵你試試看。以下的內容中，「肉桂」同時指這兩個品種。

肉桂在奢侈品交易上有著很長的歷史。古時候，它的根源在西方一直被包裹在神祕中。希羅多德在《歷史》裡寫道：「更充滿驚奇的是人們採收肉桂的方式。沒有人知道這種樹木長在哪裡、產於哪個國家——有一些人說，它可能來自酒神巴克斯被養大的地方。他們說：有巨大的禽鳥會銜來樹枝，帶往高空築巢。這種樹枝就是我們希臘人借用腓尼基人的話，稱為『肉桂』的枝條。大鳥以某種泥土將它們固著在極其陡峭、沒有人能攀上的石面上。所以為了取得肉桂，阿拉伯人使用了以下的計謀：

他們把死去的牛、驢以及駝獸切成大塊，帶往大鳥棲息的地區，放在鳥巢附近，然後在一段距離外等待。巨禽飛降，拾起肉塊回巢，巢最終無法承載肉的重量而崩落於地。此時阿拉伯人便回來撿拾肉桂，之後從阿拉伯帶往其他國家。」[74]

在現代歐洲之前的時期，肉桂一直專屬於富人。例如，大約西元三〇〇年

---

73. John King, *King's American Dispensatory* (Cincinnati: Ohio Valley Company, 1898), 375.
74. Herodotus, The History of Herodotus, Book III.

左右，一磅的玉桂大約值一百二十五第納里烏斯（denarii），等於農人一個星期的工資[75]。因此，肉桂極為適合用在吸引財富或地位的魔法。

魔法上，肉桂最常被用來創造溫暖的效果——無論是幫愛情魔法加溫，或者幫需要開始動作的人燃起動力。它也是極佳的獻供薰香，尤其受到阿波羅和死者的喜愛。據說尼祿在他妻子的火葬堆中燒了一年份的肉桂。我小時候，家裡會把肉桂跟蘋果醬還有白膠調成某種黏土，然後用來做成小娃娃，烤硬後放在房子周遭和庭院來保護我們。

我個人認為肉桂碎最適合入香，但如果你只有肉桂粉，還是可以使用。如果將肉桂粉當作薰香燃燒，可以加入一點點水或蜂蜜，避免火星迸發。你也可以只點燃肉桂棒的一端，把它當作薰香棒四處輕揮。

八角 Star Anise

八角（*Illicium verum*）是種常見的烹飪香料，尤其常見於亞洲料理。可以在大多城市裡的食品店和所有亞洲超市找到。請注意：日本八角（*Illicium anisatum*）有毒，不應大量食用，不過作為薰香沒太大問題。如果有便宜到難以相信的八角，就不要相信！這種常常是日本八角冒充的。血緣上很近的 *Illicium parviflorum* 原生於美國東南，不過極少受到商業栽培。如果它是你當地的植物，就採收吧！很適合入香，不過不要用於料理。

八角用於醫療有很長的歷史。廣地來說，用於治療時，八角通常被泡成茶或以酒精萃取。八角對治療呼吸道疾病非常有效，包括感冒和流感，也很適用來安撫成人或孩童不適的腸胃。它也是有效的「女人的好幫手」：可以通經、緩和經前症候群、幫助泌乳，還有提高男

---

75. Antony Kropff, "New English Translation of the Price Edict of Diocletianus." www.academia.edu, 2021二月十八訪問。

性精力。八角入香時也能用於以上所有情況，除了呼吸道疾病。一般而言，我不建議用任何薰香治療呼吸道疾病，因為煙霧會刺激呼吸道，導致咳嗽。

魔法上，八角是預防厄運的絕佳護身符。用於這個目的時，可以把八角串成花環掛在前門、放在左邊口袋，或當作薰香燃燒。丁香也能增進記憶力、開啟靈能感官，還有促使充滿力量的夢境發生。用來幫助做夢時，我喜歡把它泡在牛奶裡於睡前飲用，也可以放在小碗中置於床邊；也有人把它放在枕頭下，不過我不那麼做，因為有一次我試了這個方法，結果它碎掉了，在我床上留下細小、搔癢的碎屑。在薰香配方裡加入八角時可以保守一點，一點點就很夠了。

小豆蔻 Cardamom

小豆蔻（*Elettaria cardamomum*）是我數一數二喜愛的香料，它聞起來帶有微微的辛辣、甜美、溫暖，還有一點木質或堅果香氣；嚐起來的味道也很相似，帶有一點綠色、藥草／薄荷的基調，還有突出的柑橘調性。記得在香料奶茶中無法辨識的那個味道嗎？那就是小豆蔻。我個人喜歡把小豆蔻加在咖啡裡，這在中東和非洲地區很常見，不過似乎最近才在美國流行起來。在大多數的魔法中，小豆蔻通常可以用來替換肉桂，反之亦然，儘管它們不完全相同。將小豆蔻作為薰香燃燒時，通常會使用整個豆莢，但如果只有種子，也是可以直接使用。原則上，盡量避免使用磨成粉的香料，粉末燃燒速度太快，會蓋過其他材料。如果手邊只有粉末，把它弄溼可以稍微減慢燃燒速度。

如同多數香料，小豆蔻在奢侈貿易商品上有著很長（而且通常血腥）的歷史。事實上，即便是今日，小豆蔻仍是以重量計算第三昂貴的香料，僅次於番紅花絲跟香草。

小豆蔻極為適合用於招財工作，也很適合作為富裕的祭品獻給幾乎任何神靈，尤其是木星或水星的神靈。它在薰香和香水中的使用也有很悠久的歷史，

尤其用於男性古龍水，能帶來一種溫暖、稍微異國的氣息。

魔法上，小豆蔻主要的作用是讓事物暖化，卻不至於太過激烈。它有火星屬性，但更像「火星跟金星在家裡準備辦事」的感覺，而不是「火星在戰場上」。小豆蔻非常適合加入催情薰香，同時能帶來甜蜜還有添上一把辛辣。小豆蔻加入其他香料可以往慾望的方向發展，或加入花朵或蜂蜜轉成浪漫路線。獵豔的時候，在左邊口袋裡放七枚小豆蔻可以吸引所有對的關注。

跟人甜言蜜語前可以嚼食一點小豆蔻，對潤滑枕邊情話和商場談判都同樣有效。小豆蔻也可以激發適合學習的心理狀態，小豆蔻薰香是極佳的念書香。如果念書的時候點小豆蔻香，考試時在手腕上塗抹一點小豆蔻油，嗅一嗅就能喚起記憶。此外，小豆蔻也能清除雜念、改善接收心靈訊息的清晰度，很適合用於占卜，不過這方面我個人更喜歡八角。

肉豆蔻與豆蔻皮 Nutmeg & Mace

肉豆蔻跟豆蔻皮都是由好幾種米莉絲蒂卡樹（*Myristica*，即肉豆蔻屬）的果實製成的，肉豆蔻是核仁，而豆蔻皮是紅色的假種皮*。它們的味道跟香氣都很

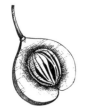

類似，肉豆蔻比豆蔻皮更溫醇、更柔滑、細膩一點；豆蔻皮比較燥熱、強烈，更有胡椒香，顏色亮橘。兩者在大多情況都能互相替換使用。以下段落「肉豆蔻」指的同時是肉豆蔻和豆蔻皮。

在美國，肉豆蔻更為人熟知，通常用於甜品，不過用在其他地方也非常棒。豆蔻皮比較難找，不過在混合香料裡很常見，包括「南瓜派香料」、多種咖哩粉，還有北非綜合香料（Ras al Hanout），也經常添加進番茄醬中。肉豆蔻磨粉之後很快就不新鮮了，不過豆蔻皮卻很經放。

---

* 假種皮是包裹種子的肉質外膜，例如石榴的果肉。

　　從古典時期開始，肉豆蔻在東方就一直被使用著，但直到中古世紀才被引進歐洲。直到十九世紀中葉，這些香料仍是從班達群島（Banda "Spice Islands"，印尼「香料群島」鏈）進口的昂貴奢侈品，但今日取得變得非常容易，廣泛生長於整個熱帶地區。這條全球供應的道路非常黑暗、糟糕。西元一五〇〇年間，葡萄牙人征服了麻六甲周邊的島嶼——當時印尼的貿易中樞。他們嘗試過占領班達，不過班達人擊退了他們。後來荷蘭人來了，他們不接受當地人的抗拒。他們拔除其他島嶼上所有的豆蔻樹，壟斷了肉豆蔻市場，然後操縱歐洲的印尼香料市場，以人為方式維持價格昂貴。一六二一年，在荷蘭統治下，日本傭兵屠殺了班達大部分的政治領袖，並奴役班達人民。在這之前，大約有一萬四千名班達人住在島上，事件之後只剩約一千名生還者，而且幾乎全部都成為肉豆蔻農場的奴隸勞工。為了貫徹將島民從原生島嶼割離的政策，很多班達人被送到其他荷蘭殖民島嶼，接著在島上引進外地奴隸。

　　班達島在一八一〇年被英國人「解放」，不過比起拯救班達人，他們對拯救豆蔻樹更感興趣。他們把大量豆蔻樹移植到英國殖民地（尤其是斯里蘭卡，也就是今天的錫蘭），讓班達失去對荷蘭人的價值，最終荷蘭人放棄了。今天，班達人有自己獨特的當地文化，結合了班達原住民和移民、受奴役的勞工從印尼及其他地方帶來的文化。他們說的是一種馬來當地方言。

　　肉豆蔻在尤其富貴的薰香使用上有詳實的記載。例如，一四二九年，亨利六世在加冕典禮上就用了肉豆蔻香薰街道。當時，半公斤肉豆蔻值三頭羊。在安息日結束時，星期六的晚上，猶太習俗規定要嗅聞氣味馥郁美妙的事物，肉豆蔻經常用於這樣的脈絡下。

　　歷史上，肉豆蔻曾被用作墮胎藥，雖然沒有太多證據支持它的效果。如同所有墮胎植物，肉豆蔻亦是巫后的神聖植物。

　　但相反地，有時候它也被用來促進生育力，或用作催情藥，部分臨床數據支持這項用途。它是血管擴張劑（vasodilator），能鬆弛平滑肌。跟所有催情藥一樣，肉豆蔻是阿芙蘿黛蒂的神聖植物。在印度，肉豆蔻被用於婚禮儀式。大

量使用的情況下，肉豆蔻是種入神藥（entheogen）。跟所有迷幻藥一樣，它是赫密士的神聖植物。我個人不推薦把肉豆蔻當作入神藥使用，我的經驗只有不舒服。用作薰香時，不會產生任何致幻效果，要達到這樣的效果，會需要吸進極度大量到荒謬的香煙。

魔法上，肉豆蔻最常被用作幸運符。例如，美國有個常見的民俗魔法是賭博時在口袋裡帶著一顆完整的肉豆蔻。延伸用途是上法庭的時候攜帶。肉豆蔻也用於愛情和性愛魔法中：把肉豆蔻撒在情人左腳的鞋子，能讓他們「慾火中燒」。由於跟烘焙有關聯，肉豆蔻也非常適合加入能喚起溫馨、家的感覺的薰香。在房屋展示或開放參觀前，水煮肉豆蔻可以幫助賣房。肉豆蔻也有開啟靈能感官的力量。

雖然我個人認為肉豆蔻最首要的對應行星是水星，因為它帶來了幸運和入神藥的性質，但由於它的歷史，很多人把肉豆蔻歸於木星掌管。大致上來說，我不建議把肉豆蔻用來無區別招引財富。要把肉豆蔻當成奢侈品的文化意義，把它從充滿奴役、帝國主義和屠殺的歷史中分離出來，幾乎是不可能的。這些可不是該輕易引進你魔法中的能量潮流。

西美臘梅 Spicebush

西美臘梅（*Lindera benzoin*）也被稱為「阿帕拉契眾香子」，是種原生於美國和加拿大東半部的開花野灌木。雖然血緣不是很近，但它是月桂的親戚。它在肥沃、潮溼、日照充足的土壤中能生長得很好，其亮黃色的花很早開，吸引著蝴蝶和天蛾。西美臘梅在早春的荒蕪森林裡彷彿開闢出了一條花徑，沿著這條路走是找到魔法通道的好方法。晚夏時，它會結出鮮紅色的橢圓果實，類似山楂果。

它們有非常獨特的辛辣甜香，類似於眾香子，乾燥後被用作烹飪香料；果實也可以跟枝葉一起煮成好喝的茶。西美臘梅嚐起來像是帶有柑橘香、稍微更

有胡椒味的眾香子。入香時，大致上可以用眾香子替代。

　　若在某處發現有西美臘梅生長，那是土地非常肥沃豐饒的強烈指標。因此，它非常適合用於財富和豐盛魔法——就像苜蓿。雖然最常使用的是核果，但其植物全株都很芬芳，皆能入香。果實一定要乾燥或放進冷凍櫃保存，因為新鮮莓果壞得很快。葉片喪失香氣的速度也很快，如果用於薰香，應該使用新鮮葉片。樹枝比較經放。

　　西美臘梅被用來治療眾多生殖系統疑難雜症。它被切羅基人、拉帕人和諾克人（Rappahannock）視為墮胎藥草[76]。霍迪諾肖尼治療師有用它治療梅毒和淋病的歷史[77]。阿帕拉契民俗療法中，它被用於治療酵母菌感染。這些用途暗示了它是獻給巫后的聖品，我的經驗也證實了這點。我覺得西美臘梅是非常女巫的植物。

76. Hamel and Chiltoskey, *Cherokee Plants and Their Uses*, 56. Frank Speck, Royal B. Hassrick, and Edmund S. Carpenter, "Rappahannock Herbals, Folk-Lore and Science of Cures," Proceedings of the Delaware County Institute of Science 10 (1942): 7-55. Here p. 33.
77. Herrick, "Iroquois Medical Botany," 334.

藥物

雖然我們目前討論過的所有材料都有藥用功能，但接下來這個部分的素材最為人所知的是它們改變心靈狀態的成分。使用時請保持極度謹慎，並且少量添加。以下植物並非在所有地區都是合法的。

菸草 Tobacco

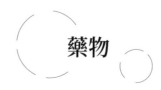

「菸草」一詞可以泛指菸草屬（*Nicotiana*）的眾多植物，但在美國，幾乎所有商業種植與販售的都是 *Nicotiana tabacum*。阿茲特克菸草（*Nicotiana rustica*）和郊狼菸草（*Nicotiana attenuata*）也很受歡迎，但商業栽培非常罕見。任何品種皆可入香。無疑，你一定非常熟悉菸草燃燒時的味道——在某些環境幾乎無法避免。雖然菸草小劑量入香非常安全，但我不建議對興奮劑特別敏感的人，還有跟尼古丁癮纏鬥的人使用。

在整個美洲，千年以來一直有在栽種菸草，並當成菸抽、用於娛樂、藥用還有儀式等目的；許多部族都持續這樣使用菸草，包括阿帕契人（Apache）[78]、霍皮人（Hopi）[79]、納瓦荷人[80]、特瓦人（Tewa）[81]、華萊派人（Hualapai）[82]……等等。某些部落中，菸草在幾乎所有可以想像到的宗教和魔法情境使用。例如，每場

---

78. Albert B. Reagan, "Plants Used by the White Mountain Apache Indians of Arizona," The Wisconsin Archeologist, n.s. 8 (1929): 143-61. Here p. 158. ehrafworldcultures.yale.edu.

79. J. Walter Fewkes, "A Contribution to Ethnobotany," American Anthropologist 9, no. 1 (January 1896): 14-21. 此處：p. 19. doi.org.

80. Elmore, *Ethnobotany of the Navajo*.

81. Wilfred William Robbins, John Peabody Harrington, and Barbara Freire-Marreco, "Ethnobotany of the Tewa Indians," Bureau of American Ethnology Bulletin 55 (1916): 1-124. Here p. 103. repository.si.edu.

82. Lucille J. Watahomigie and Elnora Mapatis, *Ethnobotany of the Hualapai* (Hualapai Ethnobotany) (Peach Springs, AZ: Hualapai Bilingual Program, Peach Springs School District No. 8, 1982).

儀式前，卡灰拉人的儀式主祭和神靈代言人都會抽菸草，然後將香煙吐向五個神聖方位來淨化和聖化空間。菸草也被用於天候魔法、農耕魔法、占卜還有療癒[83]。

菸草可能至少早在三千到三千五百年前就開始栽種，但目前還不知道最早是什麼時候、在哪裡被馴化[84]。

除了植物的價值，菸草也曾經被當成貨幣使用，尤其是在北美洲東部原住民地區。歐洲人殖民美洲之後，菸草開始快速散播[85]。全球目前幾乎有十億人每天吸食菸草。

因為我在一個菸草國度長大，我把它跟土地非常緊密地連結在一起，並作為主要成分加入獻給自然之靈的供香中。菸草也是獻給死者的極佳祭品，臨時需要供奉，或在墓園中沒有準備的情況下，跟不得安息的死者工作時，我常跟身邊的人借支菸，當作薰香使用。香菸也是常常跟清水還有十分錢一起放在墳墓旁的供品。卡灰拉部落中，葬禮上的憑弔者被強烈建議吸食菸草，因為香煙能集中他們強烈的緬懷，幫助死者踏上「漫長的前路」[86]。

有種小詛咒是在仇敵的家門前撒下菸草。在其他的脈絡下，菸草具有保護的力量。卡外蘇人（Kawaiisu）把菸草跟石灰一起投進營火中來防禦邪祟[87]。在很多文化裡，裝有菸草的小袋被掛在孕婦的肚子上或嬰兒的脖子上來抵禦邪靈；不過我**不建議**這種作法，因為嬰兒可能會吸食菸草包。

許多南美洲傳統入神療癒儀式中，治療師會將菸草煙吐在病人的身體上，幫助魔法能量的交換；艾草、大麻和許多其他植物也可以用同樣的方式使用。同樣地，菸草煙可以用來祝福和賦予人偶以及其他儀式物件力量。我覺得菸草

83. Bean and Saubel, *Temalpakh* (From the Earth).
84. World Health Organization, "The History of Tobacco," www.who.int, accessed February 18, 2021.
85. Ibid.
86. Bean and Saubel, *Temalpakh* (From the Earth), 136.
87. Maurice L. Zigmond, *Kawaiisu Ethnobotany* (Salt Lake City: University of Utah Press, 1981), 43.

用於火星領域的魔法特別有效。因為現代市面上的藥草很多都是不肖商人繁殖栽種的，我一般不建議將它用於治療魔法。

以魔法藥物來說，菸草主要具有刺激的效用，能引發靈視，為入神魔法和靈境追尋（vision quest）帶來助益。除了美洲各地原住民無處不在地使用菸草，全球數百年來也都一直用於這項目的，尤其是阿拉伯和俄羅斯傳統入神治療師。

尼古丁和其他興奮物質跟我的身體合不來，所以我對這種入神狀態沒有太多經驗。我個人不會把商業栽種的菸草用於這項用途。它在靈性上已經過度受到人類的貪婪汙染，導致它無法成為可靠的老師，而且相較於野生菸草，長期育種後的商業菸草也有更強的成癮性。

大麻 Marijuana

大麻（*Cannabis sativa*）是一種開花植物，可能原生於中亞次大陸[88]。大麻入香的時間跟人類開始記錄相關活動的時間一樣長。堅實的考古證據指出：大麻在亞洲受到人類重視的時間，跟人類出現在亞洲的時間等長[89]。雖然無法確定歐洲殖民前大麻是否已經存在於美洲，無疑數千年來它在地球其他所有地方都受到廣泛的栽種。歐洲最早開始殖民美洲的時候，它就已經被廣為栽種了。現代的大麻已經完全被馴化了，大多數商業植株無法自己繁殖。

關於大麻最重要、最需要記得的重點是：復刻含有大麻的古代配方時，現代大麻的藥效，比配方中使用的大麻藥效強上非常、非常、非常的多。根據部分研究，經過長期育種，二〇二〇年的現代大麻 THC 含量，比二十年前的大麻高上十倍[90]。跟我們祖先的大麻相比，現代大麻根本是個奇蹟。改編歷史上含有

---

88. P. Leal-Galicia, D. Betancourt, A. Gonzalez-Gonzalez, and H. Romo-Parra, "A Brief History of Marijuana in the Western World," Revista de Neurologia 67, no. 4 (August 2018): 133-40. pubmed.ncbi.nlm.nih.gov.
89. Ibid.
90. Mahmoud A. ElSohly, Zlatko Mehmedic, Susan Foster, Chandrani Gon, Suman Chandra, and James C. Church, "Changes in Cannabis Potency over the Last 2 Decades (1995-2014): Analysis of Current Data in the United States," Biological Psychiatry 79, no. 7 (April 2016): 613-19. doi.org.

大麻的配方時，大麻的用量需要劇烈減少。如果使用醫藥強度的植株，我一般建議以十五比一的比例調整前現代配方中的大麻跟現代大麻。這本書裡的配方用量都已經經過我的換算，當然使用時應該遵守當地法律。

歷史上，人類將栽種的大麻菸用於魔法和靈性等方面已有至少兩千五百年之久[91]。小帕米爾（Pamir Plateau，位於今天的塔吉克）一處墓園的考古證據指出，THC 含量高乎尋常的大麻曾被放在香鼎中燃燒[92]。

在墓園這個場所發現大麻，是它們被用於儀式或當作死者祭品的強大證據。大麻燃燒之後自然產生的殘留物也見於內蓋夫沙漠（Negev Desert）的阿拉德神殿（Tel Arad temple）祭壇上，大麻曾在那裡跟乳香還有若干其他材料一起燃燒[93]。

西臺人（the Scythians）——中亞青銅器時代的一支部族——將大麻納入了他們的英雄／祖先崇拜中。根據希羅多德的說法，他們的君王或英雄死後，人民會搭起小型熱帳篷，他們「帶著一些大麻籽，鑽進布料底下，然後把種子放在燒紅的石頭上。這麼做會產生大量煙霧跟蒸氣，沒有任何希臘的蒸氣浴能超越。被蒸氣影響的西臺人於是大聲呼喊。」[94]

入香時，大麻的效力不像當菸抽的時候那麼強，這同時是因用量很小，而且已經在空氣中擴散、稀釋了。大麻作為薰香用途時，幾乎都是用來開啟靈能感官、促使神靈顯現；通常可以用艾草加上毒蠅傘或者苦艾跟達米阿那替代。

---

91. Leal-Galicia, Betancourt, Gonzalez-Gonzalez, and Romo-Parra, "A Brief History of Marijuana in the Western World."
92. Meng Ren, Zihua Tang, Xinhua Wu, Robert Spengler, Hongen Jiang, Yimin Yang, and Nicole Boivin, "The Origins of Cannabis Smoking: Chemical Residue Evidence from the First Millennium BCE in the Pamirs," Science Advances 5, no. 6 (June 2019). doi.org.
93. Eran Arie Baruch Rosen, and Dvory Namdar, "Cannabis and Frankincense at the Judahite Shrine of Arad," Journal of the Institute of Archaeology of Tel Aviv University 47, no. 1 (May 2020): 5-28. doi.org.
94. 希羅多德，《歷史》，卷四。

鵝膏類菌菇

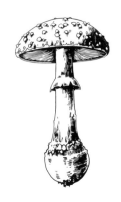

毒蠅傘（*Amanita muscaria*）是最有名的鵝膏類菌菇。若你想像中妖精的蘑菇是紅蓋白點，那你想像的很可能就是毒蠅傘。雖然它的唯一原生地是北半球森林，但目前世界各地都有生長，有松樹的地方就有。如果沒有適當處理，食用毒蠅傘會導致中毒，不過作為薰香是安全的。

北極圈和鄰近地區的人將毒蠅傘用於儀式和娛樂已有很長的歷史。北斯堪地那維亞的薩米人（Sami）、西伯利亞和俄羅斯遠東地區說烏拉爾語（Uralic）的人，有尤其詳實的使用紀錄。毒蠅傘在立陶宛、阿富汗，還有加拿大奧吉布瓦族（Ojibwe）也都被用於儀式。毒蠅傘在以上所有例子中，似乎主要被用於幫助使用者進入入神狀態，但不單單只有受過訓練的神靈工作者和跟他們一起進行儀式的人使用。

入香時，任何乾燥的蘑菇都能帶來細膩、有大地氣息的「森林地面」的味道，極為適合用於跟土地、生命－死亡－腐朽－生命循環，還有地下神祇相關的工作。鵝膏菌很適合用於這些目的，特別適合用來跟「好鄰居」合作。燃燒時，它有讓心靈溫和擴展的作用，比大麻更幽微、更深入臟腑。跟直接服用相比，吸入煙霧的效果非常細微，不過能夠被注意到，尤其如果直接吸入薰香或當菸來抽的話。實驗請小心。

非植物媒材

有許多意料之外的材料都能加入薰香中，帶來各種魔法效果，大致上可以分成兩大類：可燃性媒材和無活性材料。可燃性媒材就是會因為燃燒產生變化的素材，包括我們到目前為止討論過的所有材料，還有很多其他非植物性的媒材。底下我會分享我最愛的一些非植物性媒材，你也可以自己實驗看看。把材料加入薰香之前，一定要在戶外、空氣流通的地方先試試看它們燃燒時的反應，這點非常重要。很多你以為不會有問題的東西可能會迸發火花、爆炸，或產生非常有害甚至有毒的煙霧。

蜂蜜

等我們抵達書本中配方的部分時，你會發現我很愛在薰香裡使用蜂蜜。它的黏稠性質可以把材料都聚合在一起，並製造出帶有甜味和輕微花香的濃厚大煙。你可以試試看在任何配方裡加入蜂蜜來增加煙量；同樣的道理，如果想要少一點煙，就省略蜂蜜。

蜂蜜是個強大的療癒盟友，尤其對咳嗽有奇效；當成膏藥敷在燒傷、擦傷或其他皮膚上的小傷口，例如刺青時的效果也非常好。它也特別受到黑卡蒂、敏（Min，埃及豐饒神）和宙斯等神祇的眷愛。宙斯還是嬰兒的時候，寧芙梅莉莎（Melissa）餵祂蜂蜜，神聖山羊奶媽阿摩笛亞餵祂羊奶。在猶太宗教裡，新年有吃蜂蜜跟蘋果的習俗，目的是讓即將來臨的一年充滿甜蜜。長輩教導我：因為這兩者代表著兩種不同的甜蜜。蘋果代表預期中的甜美，因為我們都知道水果是甜的；而蜂蜜，則是由會螫人的昆蟲反芻製成，因此它的甜是種意外的美好。

蜜蜂是下埃及的象徵，也就是北方尼羅河三角洲地區的象徵。古希臘文化中，蜜蜂象徵辛勤和努力工作，跟在美國文化中一樣。不過祂們過去也跟預言

有著非常緊密的關聯，尤其是德爾菲的阿波羅神諭，以及黎巴戴亞的托佛尼奧斯神諭（Trophonios in Lebadeia）。傳說德爾菲的第一間神廟是由月桂葉建成，第二間是蜜蜂建築而成；德爾菲的財富和力量則是由月桂和蜂蜜貿易打造出來的，這不失是一種理解以上傳說的方式。

魔法上，蜂蜜有許多使用方式。首先，當地的蜂蜜，基本上就是從附近所有花朵萃取出的菁華，是用來跟當地的土地神靈工作的**絕佳**材料。同樣地，其他地方生產的蜂蜜也可以用來呼喚該地的力量。如果你去有特別力量的地方旅行，試著帶一點當地的蜂蜜回家。蜂蜜在魔法上最常見的用法是「為事物帶來甜蜜」，尤其是用在一種被稱為「蜂蜜罐」的魔法中。

蜂蜜罐魔法

蜂蜜罐是種施加甜蜜的傳統工作，也就是讓目標對你產生好感。可以當成愛情魔法使用，但它更常用來讓親戚、鄰居或上司對你好一點。下面我教的這個版本很大部分的資訊來源是胡毒（Hoodoo）——來自美國南方的非裔族群民俗魔法傳統。胡毒傳統的根是非洲黑奴、美國原住民和歐洲殖民者的習俗。不過，很多不同的文化中也有類似的方法，泛稱為甜蜜咒。以下例子中，我會讓整個家／家庭成員彼此的關係都變得甜甜蜜蜜。這邊使用的材料是蜂蜜，但用糖或其他任何甜味劑也都可以透過幾乎相同的方式進行這個咒術。

你需要

1罐蜂蜜

1個形狀不是小熊的小空罐*

能為你的意念帶來幫助而且非常甜美可口的藥草／辛香料：香草或玫瑰很適合用於愛情；肉桂有家的感覺；一點點黑胡椒能讓關係加溫……等等

紙和筆

＊譯注：因為美國很常見的蜂蜜品牌是裝在小熊形狀的罐子裡。

1只盤子

1枚金色硬幣

1個茶盞小蠟燭

大約半小時的手工藝時間，還有半小時暫停懷疑的時間；不需要是完整延續的時間

作法

◆ 首先在紙上簡短描述你想要的事物。在這個例子中，我的意念是：「所有吃下罐中蜂蜜的人，都被愛、友情和良善慷慨的羈絆連繫在一起。」

◆ 把意念縮短為幾個字：「愛、友情、良善慷慨。」（Love, Friendship, Hospitality.）

◆ 再把這幾個字化為一個單一的「蠻荒之名」（barbarous name）用於魔法中。我通常會把詞彙的聲音攪和在一起唸，直到感覺對了；有些人會做重組字（anagrams）或玩其他文字遊戲。可以用任何你覺得適合的方法。這邊，我決定用「Lofrenospy」。

◆ 在紙上寫下目標的名字，每個名字寫三次。

◆ 將紙轉九十度，在名字上寫下九次「蠻荒之名」。

◆ 把紙捲起來，跟目標的照片一起放進空罐中。

◆ 如果有使用藥草或其他可燃物，現在也都加入罐子裡。

◆ 把罐子放在盤子上。

◆ 進入魔法時間、空間和意識狀態，任何方法都可以。

◆ 慢慢地、慢慢慢慢慢慢地把蜂蜜倒進罐子裡，同時詠唱蠻荒之名。

◆ 看著蜂蜜浸透罐子裡的物品，感受到罐子活了過來。

◆ 持續詠唱並注入蜂蜜,直到稍微滿出來,流到盤子上。

◆ 發自內心,直接向罐子說話,用它的名字叫它。自我介紹、好好說些好聽的話。告訴它你喚醒了它,向它提出具體的要求,並感謝它的幫助。在我們的例子裡,我會這麼說:

「Lofrenospy,你好。我是莎拉,我喚醒了你,Lofrenospy,為了讓你幫我散播愛、友情和良善慷慨。喔! Lofrenospy,你如此甜美又可口;你是花朵和香草煉金術的菁華、魔法的金色瓊漿,請幫助我吧! 讓所有吃下你蜂蜜的人,都被愛、友情和慷慨善良的羈絆連繫在一起。謝謝你,請收下這枚金幣。」

◆ 把金幣放進罐子裡。

◆ 蓋上蓋子,把蠟燭放在罐子上(或前方)。點燃蠟燭。

◆ 離開魔法空間、時間、意識狀態。

◆ 蠟燭燒完之後,打開罐子,取出一點點施有魔法的蜂蜜加入你平常吃的蜂蜜裡,讓所有食用的人都「感染」咒法。每次打開一罐新的蜂蜜時都可以重複一次;每次從蜂蜜罐裡拿出魔法蜂蜜時,便加入一枚新的硬幣。

可以用魔法蜂蜜烤糕點,帶到工作的地方——或任何地方——分享,這是甜蜜魔法的經典手法!

捲軸

小祈願捲軸、符文或其他紙製品都可以加入薰香。盡量讓紙愈小愈好。請小心,紙燃燒時會產生大量的煙,很可能會引起煙霧偵測器的警報。如果打算製作大量薰香貯存下來供未來使用,可以在容器裡放入祈願紙等等。如此一來,貯存的過程中,薰香跟祈願紙的力量都會提升。

動物媒材

　　我極少在薰香裡使用動物媒材，但動物媒材是很多、很多傳統配方裡的常見材料。黑狗毛是詛咒魔法的常見材料，尤其會被用來讓情侶爭執或分手。黑貓毛也經常被用於類似的工作，不過也能用於帶來幸運，尤其用於賭博。羽毛在魔法中很常見，這也是唯一我規律使用的動物媒材。所有羽毛都很適合用於風元素工作，不過每種羽毛各自的性質取決於鳥的種類。例如，烏鴉羽毛是詛咒的上品，而鵝毛非常適合用在豐盛工作。在薰香中使用羽毛時，用剪刀把柔軟的部分剪下，只需要加入一點點，因為燃燒時味道不好。蛇蛻也非常適合加入各種不同的魔法薰香，包括任何跟蛇靈有關的香和各種詛咒香。如同大多動物媒材，蛇蛻燃燒時氣味不佳，請少量使用。

人體媒材

　　捲軸之外，我最常加入薰香的非植物可燃媒材就是人體素材了：例如毛髮、指甲、血液、性器分泌的體液。目的通常是為了將魔法連結到我嘗試影響的對象。你也可以用他人性器官分泌的液體來影響他們性方面的表現——無論是活化或者削弱。你也可以加入血液，將薰香直接連結到你的肉體，有時候治療魔法很適合這麼做。血液也可以作為誘餌加入薰香，用來吸引來自地獄或吸取生命力的靈體；不過一般而言，這不是適合初學者的操作方式。像毛髮、指甲這樣的媒材也可以加入攻擊魔法中，用來追擊針對目標。這些媒材燃燒時會發出惡臭。

泥土

從各種不同地點取得的泥土也可以入香，為薰香帶來採收地點的力量。尤其在魔法的目標對象本身就是「地點」的時候，特別適合這種作法，例如賣房子，或得到一間特定公司的工作這種類型的咒術。神聖之地的泥土非常好，十字路口的土也是，可以用於跟旅行還有溝通有關的魔法。我也喜歡使用跟手邊工作有關的人的墳土。有些人建議：可以依據職業（像是警察的墓土可以用於防禦），從陌生人的墳墓採集墳土。不過我不建議這麼做，因為你永遠無法真的知道你呼喚的是誰。但我強烈支持使用祖先、深愛的人，或生平為你所知的名人墓土。你可以在任何散香裡加入一小撮泥土，但我更常把土放在散熱物質上方——或作為散熱物使用，如果量足的話——炭火下方。基本上，泥土無法燃燒，不過泥土中常常會混進乾燥的樹葉，這樣就可能燒起來。一如往常，先試燒看看。

硬幣

我最愛的不可燃媒材是硬幣！我沒那麼常把它們加入薰香裡，而是比較常把它們作為燃燒的基底。有時候，我會在一只碗裡裝滿硬幣，放上炭塊：這樣可以讓薰香燃燒的速度變慢，並且讓硬幣注滿薰香的魔力。

硬幣魔法是個又深又豐富的主題，要在這裡深入探討是不可能的，而且你一定會在自己實驗的過程中發現自己的用法。有個我經常使用的作法：喚醒硬幣上的人像、動物或景象，通常用於政治魔法。此外，我使用美國硬幣的方式請參考103頁表格：

一美分 (pennies)	金星、愛、戀愛、戀情。刻有麥穗的一美分很適合「家庭和睦」的魔法。在左邊口袋帶著七個一美分硬幣可以招來戀情*。
五美分 (nickles)	火星、力量、耐力、攻擊和防禦魔法。在右邊口袋帶著五枚五美分硬幣可以讓你態度堅定。
十美分 (dimes)	水星、死者、幸運。所謂的「墨丘利硬幣」或「有翼自由女神幣」尤其適合用於以上目的。每次造訪一處墳墓時便留下十美分，特別是有拿走任何東西的時候。我父親那邊的家族相信，在地上找到十美分是來自祖先的信號，表示他們仍與我們同在。
二十五美分 (quarters)	現在有很多不同類型的二十五美分，我會根據幣面上的圖樣將它們當作護符，用於各種目的。有老鷹圖樣的極為適合木星工作。
金幣	我把它們用於太陽和治療工作，不過最主要用在吸引財富的魔法。它們也有很多不同的花樣，可以依據設計決定用途。

＊譯注：因為一美分的主要材質是「銅」──金星的金屬。以下硬幣的性質也可以用類似的行星對應和文化象徵理解。

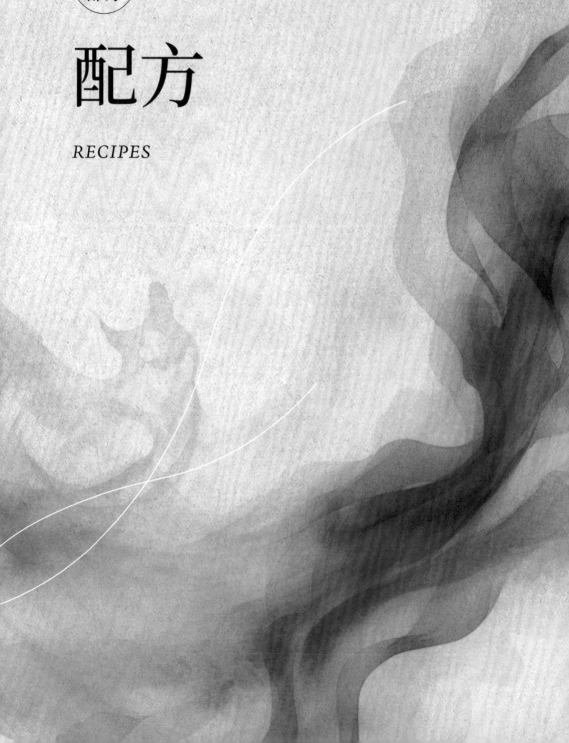

第三
部分

配方

RECIPES

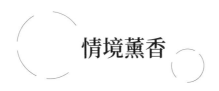

情境薰香

　　如果你讀完了前面的章節，到這裡你已經認識了一整組超讚的薰香媒材了！其中大多都能單獨燃燒，不過，製作薰香好玩的地方，就在於組合不同的材料，創造更複雜的味道。在這個部分，你會學到許多我最愛的薰香配方，但更重要的是，你會開始學習如何改編、試驗還有即興創作自己的配方，為許多不同場合、供奉對象及咒術調配出適合的薰香。

　　研製薰香配方最簡單，但眾多方面而言也是最困難的方法，是決定你想賦予空間怎麼樣的氣場、讓它化為哪種具體場景、其中有著哪些電影般豐富的細節，並且想像那個地方的味道。學會做到這點最簡單的方式，是留意你造訪場所的氣味。在你的一天裡，聞一聞你遇到的事物的味道：植物、食物、肥皂、人們*還有房間。對自己描述那些味道，然後跟你學過的氣味進行比較。如果循序漸進跟著書本內容來到這一章，你的心靈中應該已經有一座很棒的香氣記憶圖書館了，裡面的味道可以供你跟其他事物做比較，也可以幫助你辨識氣味。記得，目標不是確切重現氣味，而是帶領嗅聞者前往其他地方。選擇一些最愛的神話或虛構場景，想像它們聞起來是什麼味道。你希望自己現在在哪裡？你想要營造哪一種氛圍？

酒神狂歡祭 *Bacchic Revel*

　　想像自己置身野外的草原。日落時分，溫暖的地中海微風輕拂你幾乎赤裸的身體。歡迎來到巫魔會、大酒神慶典（Witch's Sabbat and the Great Bacchanal）。儀式還沒開始，但人類或其他狂歡群眾已經開始聚集，興奮的張力在風中晃蕩。突然，鼓聲開始在空氣中賁張……

---

* 當然，我不是在鼓勵你像瘋狂的跟蹤狂去聞路人。

這是我在辦派對時燒的香，它能為空間注入歡樂、激情、創造力、安全的氣場，同時帶走焦慮、敵意、過度戲劇化的稜角，還可以掩蓋不少煙味跟體味，也非常適合作為獻給酒神巴克斯的祭禮。

2份　乳香或其他樹脂，帶來光明、純淨還有好氣場

2份　達米阿那，讓所有人有個美好時光的好心情

1份　貓薄荷，讓一切冷靜、沒有爭執

1份　肉桂，帶來歡慶的溫暖

1份　用酒浸泡過的葡萄乾，讓所有人在甜蜜和歡樂中連繫在一起

女巫之島 The Isles of Witches

當我無法忍受住在吵鬧、航髒、擁擠的大城市再多一分鐘的時候，這就是我會燒的薰香；當我想要到沒有人能找到我的魔幻島嶼隱居時，這就是我會用的薰香。它有兩個版本：阿瓦隆（Avalon）和愛亞（Aeaea），也可以稱為「冷」版和「暖」版。我最常在相對的季節燃燒：如果天氣冷，我會想待在陽光的愛亞島；在酷暑中，我渴望的是涼爽、綠意的阿瓦隆。

版本一：阿瓦隆

有時候，世界太吵太快太明亮了；有時候，我想要休息、想要做夢，只想要待在某個陰涼、寧靜、灰銀蓊鬱的綠地。在這樣的時刻，我想像的地方就是魔法之島阿瓦隆——摩根勒菲（Morgana Le Fey）的家、亞瑟王的埋葬地點。滿月奮力將光芒穿透厚重的灰雨，不過我安全舒適地窩在沉穩的石牆之後，沉浸在劈啪作響的松木火光之中。

蘋果和藥草從梁上垂下，靜靜乾燥。我的心靈冷卻、平靜了下來，一天的壓力都拋諸腦後，感覺自己向修復身心那放鬆、充滿智慧的夢，以及深層的療癒敞開。

　　「阿瓦隆」一名最早見於西元一一三六年的虛構歷史文學巨作《不列顛諸王史》（*Historia Regum Britanniae*），該書講述不列顛從特洛伊難民抵達建立，到征服盎格魯－薩克遜人的歷史。作者在書中寫道：阿瓦隆（意指「蘋果之地」）是亞瑟王傳奇聖劍「王者之劍」（Excalibur）的發源地。在他後來的作品《梅林生平》（*Vita Merlini*）中，蒙茅斯的傑弗瑞（Geoffrey of Monmouth）講述了九姐妹議會的故事，她們由女術士摩根勒菲統領，共同治理島嶼，據說島嶼上的「女士深諳世上所有魔魅之法」。包括十二世紀的典籍評注者威爾斯的傑拉德（Gerald of Wales）等，許多人都將阿瓦隆跟葛拉斯頓伯里突岩（Tor of Glastonbury）畫上等號，該地在周遭沼澤被抽乾之前是座島嶼。

　　除了用來營造場景，這道薰香也非常適合為入神工作帶來些許幫助，也很適合作為祭禮獻給「好鄰居」或摩根勒菲，後者是一位出色的巫術導師。但就像我說的，我最常用它來創造寧靜、神聖、魔幻的氛圍，除此之外往往不帶有別的意念。如果省略松脂，這個配方也可以入浴。請使用布包，不然會浴缸會變得一團亂。

> 2份　松脂，捕捉劈啪作響的爐火
>
> 4份　艾草，喚起屋梁上垂下的藥草
>
> 1份　馬鞭草，同上
>
> 2份　乾燥蘋果，代表蘋果島
>
> 2份　神香草，代表在微風中搖晃的原野
>
> 1份　山楂果（雖然葛拉斯頓伯里山楂很少結果，但所有山楂都是該地跟阿瓦隆的象徵）

版本二：愛亞

　　有時候，世界太沉重、太壓迫、太太黑暗了；有時候，我想要休息、想要做夢，只想待在某個溫暖、蓊鬱、金光灑落的地方。這個時候我想像的就是神話之島愛亞，奧德修斯（Odysseus）在那裡遇見了偉大的女巫喀耳刻──海利歐

斯的女兒、黑卡蒂的養女。

　　地中海的落日慢慢下沉，柔美的西風撫動著我的頭髮。有座亮眼白色大理石砌成的宮殿，而我站在其中高塔的窗邊，一頭寵物母獅在我腳邊酣睡。藥草和蜜棗垂掛在藥草間乾燥，火盆裡的松木劈啪作響。我的心靈放鬆下來、不斷開展，彷彿在日光中綻放的花，向靈感、啟示和療癒敞開自身。

　　荷馬史詩《奧德賽》是目前已知提到愛亞（Aiaia）的最早文獻。《奧德賽》是精采的冒險故事，講述特洛伊戰爭的英雄奧德修斯受到海神波賽頓的詛咒，嘗試找到回家的路。荷馬在史詩中告訴我們：奧德修斯來到了愛亞，這座島嶼由一位女巫皇后統治著，也就是喀耳刻。一開始，喀耳刻和奧德修斯是敵對關係，但他們很快就愛上了對方。最終，喀耳刻教導了奧德修斯如何前往地下世界、向死者尋求智慧之後，奧德修斯為了繼續旅程而離開了。荷馬沒有說出這座島嶼具體的所在位置，只告訴我們它位於地中海東部。在《阿爾戈英雄記》（Argonautica）裡，伊阿宋和美狄亞從柯爾基斯（Colchis）來到愛亞，希望能從喀耳刻那裡得到療癒和赦免。愛亞島的位置在這裡描述得更加精確：位於厄爾巴島（Elba）南方，從義大利西岸就能看見。

　　兩本作品都描述了一群由喀耳刻領導的女人，她們一起住在島上、行使巫術。這就是我所想像的愛亞，存在於我們這個世界以外的時空，漂浮在環繞此地與其他世界的大河之神歐開諾斯（Okeanos）的臂彎上。我相信那裡是重要的魔法教學重心，那裡的女巫姐妹會起始於蓋亞、菲比（Phoebe）和黑卡蒂，由喀耳刻、摩根勒菲和希爾加德（Hildegard）延續，之後無數來者持續學習並傳授著古老的知識。我在夢裡造訪過愛亞，鼓勵你也去尋找它。

2份　希俄斯洋乳香，象徵地中海的溫暖陽光

3份　艾草，加上

1份　巖愛草，代表正在乾燥的藥草

1份　橘皮，為心靈帶來透澈和喜悅

1份　肉桂，帶來溫暖

1份　葡萄乾，帶來酒的甜美

孤獨碉堡

遠離人境，風在冰封的苔原上呼嘯，冰柱朝天聳立，再往前是冷冷凝視一切的巨大冰河。無盡的冰牆。冰牆上懸著一道金門，只為我敞開。門打開時，冰晶雨突然灑下，在陽光中閃閃發光。進入後，門緊緊關上，我知道自己此刻來到了絕對而完全的孤獨。沒有人可以看見我在這裡。發生在孤獨碉堡裡的，永遠都會待在孤獨碉堡裡。

1份　檀香，象徵安靜柔軟的雪

1份　檸檬皮，代表晶瑩剔透的冰

2份　圓柏針葉，象徵銳利的旋冰柱

1份　葡萄乾，代表發著光的金門

哈比人洞穴

「那不是噁心、髒汙、潮溼、充滿蠕蟲屍體和惡臭的洞穴，也不是乾燥、荒蕪、無處可坐、無處可以用餐的沙穴，那是哈比人的洞穴，這意味著舒適。」[95]這個配方是我的廚房首選，也是我家裡大多時候燃燒的香。它能創造出一種溫暖、歡迎、友善歡樂的氛圍，非常適合朋友間突如其來的小聚，也非常適合家庭聚會。

---

95. J・R・R・托爾金，《哈比人》，一（Boston: Houghton Mifflin Harcourt, 2012）。

3份　松脂，帶來溫暖和喜悅

3份　廚房鼠尾草，帶來和平

1份　肉桂，帶來舒適感

1份　百里香，帶來冒險

蜂蜜，以甜蜜將材料混合在一起

賽博魔法工坊

我想要假裝自己置身超級未來感魔法工作室的時候，就會借助這個薰香的力量。我在賽博魔法工作室裡建造時光機還有太空船，調配現實世界工作室燃燒的薰香。

我還是老師的時候也會在教室裡燒這個香。它很適合作為祭禮獻給科技相關神靈，或在學習數學和科學的時候燃燒。

3份　乳香，帶來太陽之力

2份　蘋果，象徵知識的果實還有偉大的老師

1份　黑胡椒，帶來電流微微焦酸的刺激

2份　胡椒薄荷，加入光滑乾淨的未來感，並活化心靈

寧芙 Spa

想像一間隱蔽在森林深處的 Spa，遠離一切窺探的目光。微涼的雨滴落在雪松遮頂上，而圍繞著你的溫泉汨汨作響。藥草膏在你的皮膚上帶來輕輕的刺癢；火焰劈里啪啦、嘶嘶沉吟，讓桑拿間充滿溫暖、芬芳的蒸氣。你的身體放鬆了下來，終於可以感受到自己的思緒了。樹精用芳香的油為你按摩，帶給你泡沫綿密的飲品。一群河流寧芙呵呵笑著，在泥巴裡輕輕搖擺腳趾，彼此交換流言蜚語。你聽說了嗎？阿提米絲對上禮拜他們抓到的那個變態做的事？我常

常在泡澡的時候燒這道香，把材料放在小袋裡（請省略樹脂）也可以入浴，或製成藥草油。

4份　雪松

2份　樹脂

2份　薄荷

1份　鼠尾草

1份　達米阿那

1份　巖愛草

1份　玫瑰

1份　檸檬皮

大圖書館

亮金色的陽光從鉛燈窗灑下，點亮了大圖書館的桌子。每一面牆的書櫃都高高聳入上方的弓形結構，高高疊起無數捲軸、手抄本、書籍、光碟，還有充滿未來感的貯存裝置。

來自數百個不同文化的人──人類或其他種族的人，比肩靜靜工作著，偶爾湊近彼此興奮地交頭接耳。老者坐在火爐邊，喝著茶，下著四維空間棋。在大博物館的外部庭院，一位女祭司點燃了薰香並唱著歌。空氣中充滿老書、魔法和靈感的味道。

3份　複方樹脂

2份　印度香料茶

1份　香草

1份　菸草（選用）

1份　苜蓿花

這道薰香也很適合獻給希帕提亞（Hypatia）、托特或其他書記神靈。實驗替換不同的茶葉，調配不同圖書館「分館」的香。

僧侶聖山

我在導論裡提到過，以薰香著稱的阿托斯山上有著希臘修院社群，數千年來禁止女性前往。跟你想像的一樣，這讓我想去到不行！這道薰香的目的不是復刻阿托斯山上製造的香，而是喚起我所想像的島嶼之味。它非常適合用在冥想或個人靈性工作的時候，我在寫作的時候也經常點燃這道薰香。這道香以希臘山脈的藥草和樹木為基礎，堆疊典型的東正教薰香。

6份　乳香

4份　沒藥

1份　洋乳香

2份　玫瑰

4份　雪松木

2份　圓柏針葉

1份　巖愛草

1份　迷迭香

以蜂蜜調和

浪漫小說

推特帳戶 @RomanceSmells 給了我這道薰香的靈感，這位推主蒐集歸納了浪漫小說裡對男人味的描述。除了可以用在愛情或性愛魔法，在我們這些單身女性或其他各種人想要點些蠟燭、給自己一段歡樂時光的時候，都可以在臥室裡

燃燒這個薰香創造氣氛。強烈鼓勵你開發自己的招牌配方,這邊提供幾個例子來給你靈感。這些配方都可以製成香油。

基礎配方

2份　雪松木

3份　圓柏針葉

1份　達米阿那

1份　菸草

1份　沒藥

惡魔戀人
以檀香取代雪松,加入更多沒藥,再添加一點點小豆蔻。

沉默狼人
以毒蠅傘取代達米阿那,以艾草取代菸草。

IO PAN（讚美潘!）
以廣藿香取代菸草,加入一點乾燥莓果。

綺想詩人
加入雙倍菸草和1份月桂葉。

陰沉鼓手
加入1份丁香和1份咖啡豆。

農家男孩
將沒藥換成松脂,省略菸草,加入1份檸檬草。

海盜王
將雪松換成松木、沒藥換成洋乳香,加入1份龍蒿。

療癒之家

　　冬婆婆的巢穴在北地的森林裡，那是我生病時會想去的地方。窗外可以聽見雨聲——輕柔、清涼又平靜。清爽乾淨的白亞麻被單和柔軟的灰色毛毯包裹著我。嗶剝燃燒的火焰上煮著滋補的湯。帶有微微刺激性的藥膏讓我阻塞的呼吸道暢通。沒有任何地方比這裡更適合休養身心了，我在這裡安全又受到良好照顧。

　1份　雪松木，象徵大森林

　2份　圓柏（或其他針葉），帶來北地森林的味道

　4份　艾草（或其他蒿屬植物），喚起療癒之家的主要味道（艾草在該處花園的
　　　　周圍大叢大叢地生長）

　3份　松脂（或另一種樹脂），捕捉壁爐的溫暖和舒適

　1份　百里香，帶來壁爐上冒著泡泡的湯藥味道，還有……

　1份　廚房鼠尾草，在療癒時帶來溫柔的清理和平靜

　1份　接骨木果實，帶來強大的治療魔法還有冬婆婆的幫助

　　鼓勵你在自己的夢境和入神旅行中，找尋坐落在北地森林的療癒之家。生病時可以在臥室裡燃燒這道薰香，既能幫助清淨空間，也能幫助你找到道路。如果會咳嗽，先在房間裡燒香，然後離開，等待煙霧沉澱消散再回去。或許在燃燒的同時可以去泡個澡。上床後，念誦以下咒語來孵出療癒之家的夢：

一，二，三，北方門我穿過，向前走

渡過河流，穿過森林，向前走

叩，叩，叩，啄木鳥的鼻子說

隨著它往深處走，經過紫衫樹，經過玫瑰叢

渡過河流，穿過森林，向前走

經過老井，經過小谷，經過蘋果林
跟隨我的鼻子，沿著香路走
嗅著藥草和治療香薰
渡過河流，穿過森林，向前走

One, two, three gates north I go.

Over the river and through the woods I go.

Tap, tap, tap goes Woodpecker's nose.

Follow him deeper, past the yews, past the rose.

Over the river and through the woods I go.

Past the well, and past the dell, and past the apple grove.

Follow my nose, the smoke is the road,

Smell the herbs and the all-healing smoke.

Over the river and through the woods I go.

基本獻供薰香

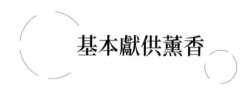

或許是薰香藥用以及能帶來感官愉悅效果的延伸，在幾乎所有的文化中，把香作為祭禮獻給聖神都有優長又豐富的歷史。薰香之所以成為供品且擁有特別的價值是基於以下幾大重點：

- ◆ 薰香能蓋過其他祭品燃燒時的不好氣味。
- ◆ 薰香有眾多種類，有著高度彈性，能夠依需要調整。
- ◆ 薰香價值密度高，因而成了需求量很高的貿易貨品，就這樣的特性延伸，薰香也很適合用來跟神靈交易，換取願望的實現。
- ◆ 薰香向上遊走，抵達天界並向外擴展。這種運動方式具有很重要的象徵意義，也讓薰香成為許多大型公眾儀式的良好選擇。就算坐在廉價的位置，也可以清楚看見並聞到薰香獻祭。

我個人的薰香供奉方法很大一部分是基於《聖經》中的祭祀方式。「祭品」的希伯來文是「קָרְבָּן」（korban），意思大致上類似「靠近（某物）」或「吸引（某物靠近）」。同樣的詞也可以表示「誓約」。為了不同的目的，我會製作許多不同種類的薰香。以下的薰香類型並非嚴格劃分的種類，而是更寬廣的主題。這些分類唯一的目的就是給你靈感，讓你可以發展自己的作法。

第一類的供奉是維繫型供奉（maintenance offering）。這就像是餵寵物或幫植物澆水一樣。供品能提供靈體在物理世界中的立足點，這對比較沒那麼強大、沒那麼擅長溝通的神靈有很大的好處。大多時候，我會用水、蠟燭跟薰香作為維繫型供品。如果要為力量比較弱小的神靈做更豐厚的供奉，我會加入穀物、一整顆帶殼的蛋、油和蜂蜜。

第二種類型是感恩供奉。如果一名神靈真的成功幫助了我，不管是帶來了

我明確請求的結果，或者安排了我根本不知道自己想要的事情，我都會額外祭祀供養。薰香是很棒的感恩供奉，但我喜歡另外加入一些更豐盛的東西。我通常會在一杯全脂牛奶裡打入一顆全蛋，不過有時候會是我知道祂們會喜歡的事物，或先前委託對方服務時談好的謝禮。

進行儀式時——尤其是跟新認識的神靈互動時——我會獻上前導祭品當作誘餌，說服祂們來見我。當我做了冒犯神靈的行為，我會執行懺罪供奉（sin offering）。跟向人類懺悔一樣，對神靈適當的道歉以三個部分組成：承認自己的過錯、表現懊悔，還有嘗試彌補。如果真的搞砸了，就跟人類相處一樣，送烘焙點心道歉幾乎不會不被接受＊。

最後一種供奉在我的巫術中有著核心的地位，但我很驚訝地發現這不是一般常見的供奉類型，這種供奉是「招待供奉」（hospitality offering）。我的廚房裡有個特別的祭壇，我叫它「溼蛋供」（wet egg），我在那裡向所有神靈分發祭品。我供養祂們並不是因為我想向祂們求取什麼，或我覺得我欠祂們什麼。我之所以供養，是因為祂們餓著肚子，而我總能吃飽。我在這座祭壇上燃燒各種類型的薰香，通常是一小撮當天做的香。

在這一章，你會學到獻給許多不同種類神靈的基本獻供薰香。不過，有個很重要的概念需要注意，也就是：這些神靈的分類大多都是為了人類語言上的方便。實踐上而言，跟某一神靈建立關係互動的人類，其所屬的語言文化、人與靈之間的關係性質，還有神靈本身的本質，對該神靈被分配到哪種類型都會造成同樣重要的影響。例如，天使（Angel）意為「信使」，這是工作內容的描述——是職稱而不是種族。像我們這樣有肉體的存在，習慣的思考方式是把每個獨立的人都想成彼此之間有著非常明確的疆界。不過，即使對我們這些有肉體的人來說，也存在著某些狂喜的親密時刻，那些時候我們便會明白到，**我與你**之間的界線不過是一道薄幕。

＊譯注：在美國，道歉的時候送烘焙點心是常識。

　　對沒有身體的存在來說，這些界線更加更加飄渺稀薄。我們所在的這裡，會將事物簡化以便學習，就像在其他地方一樣。不要把地圖誤認為真實的地景。

　　所謂的「三界世界觀」，是我操作魔法時最常採用的世界觀模型；這種世界觀分布廣泛，見於各地許多文化。我選擇了「三界世界觀」作為本書的世界觀模型，除了只是將它當作例子，也因為這個簡單的方式可以歸納組織接下來要討論的各類不同神靈。在進入獻供薰香配方的部分之前，我們會先簡單導覽所謂的三個世界。我們從「中土世界」（Middle World）開始，這個世界又被稱為「這裡」或「家」或「地球」，有些人認為它是「真實世界」。除了人類跟其他有生命的造物，中土世界的主要居民是自然神靈。

　　從「這裡」出發後，有兩個方向：可以往上走，去天上世界（Upper World or Heavens）；或往下走，去地下世界（Underworld）。天上世界經常被理解為是一系列圍繞著地球的球體空間，第一重天（最低的天）或多或少跟「這裡」是同一個地方，範圍是地表到大氣層的外圍邊緣。我們居住在最低天的底部。即使我們可能以為自己住在地球「上面」，其實不然。我們是最低天的造物。西方魔術師有時候把這個區域稱為「月下界」（sublunary sphere）。

　　再往上是七行星各自的天國：月亮、水星、金星、太陽、火星、木星和土星。在這個脈絡下，「行星」（planet）指的不是「巨大、密度高，繞著恆星旋轉，不會自體發光的天體」，而是「在天上遊走的物體」。行星天之上還有固定星體的世界以及多種遙遠的天界。眾多不同種類的神靈棲息在天界，包括天使、所謂的智慧體（intelligences）、多數神祇和其他神話生物、行星和星體的神靈，以及若干其他種類的存在。

　　最後是地下世界，位於「這裡」的下方。對於地下世界的居民和地理，不同文化間卻有著極大的共識。我懷疑這是因為我們從自己所在的地方往上走的時候，各自都能抵達不同的地方。不過不管從地球上哪個地方往下走，只要走得夠遠，都是往同一個地方前進：那就是「下方」獨特的性質。因為重力，它跟「上方」有著顯著的區別。下之所以為下，是因為地球本身的質量。在我們的星

球上，所有「往下」的都會抵達同一個地方：

首先是地球的中心，然後是「更下面」的地下世界。我相信，這就是為什麼多數人前往地下世界時會有非常類似的經驗。

世界樹

世界樹是世界各地許許多多不同文化都有描述的世界觀現象。它是一棵巨大的樹，扮演著「世界中軸」（Axis mundi）的角色，將眾多世界連結在一起。它的樹葉觸碰到天國，根深植地下世界。不同文化都以類似的方式描述了世界樹的神話和功用，雖然它以許多不同品種的樹呈現。事實上，並不存在單獨的一棵世界樹。所有的樹在一定程度上，都是偉大世界樹的一部分。

有一些非常「公眾」的世界樹，由為數眾多的人所共有，例如北歐的世界樹──尤格德拉希爾（Yggdrasil）；此外也存在其他非常非常多的世界樹。其實每個人都有自己的個人世界樹，跟自己的脊椎緊密相連，我們沿著這棵個人世界樹穿梭於世界之間。

想像一棵樹：它的根扎進地下世界，而葉子處在天上世界，某個地方或許會有個像門一樣的開口。如果你的視覺想像能力很強，你可能已經可以清楚想像出來了。如果是這樣，上網看看不同品種的樹的圖片，直到你可以辨認出你想像的是哪一種樹。試著跟那一種樹合作，讓它成為你的世界樹，也試試看燃燒它的木材作為薰香。

如果你無法清楚看見也沒關係。有些人（包括我自己）的視覺想像力就是不強。如果你也遇到了這種情況，可以透過樹的名字來想像，而不是透過圖像。不過要找到一棵樹的名字更加困難，所以如果可以的話，試著拿到圖片。如果你想要試試看確定自己的世界樹是哪一種樹，可以嘗試盡可能快速回答以下問題。試著在回答之前不要思考答案是什麼。不要選擇、不要決定，直接猜。有些問題可能不一定適用，但它們都只是為了刺激你的直覺設計的。你找到對的

樹時就會知道了，它會自然發生，讓你有對的感覺。多跟幾種不同的樹試驗看看，直到找到對的那一棵──或好幾棵。

◆ 你小時候有沒有樹屋？那是哪一種樹？

◆ 小時候，哪棵樹是你的朋友？

◆ 有沒有一棵對你來說特別的樹，你會在樹下倒下祭品嗎？那是哪一種樹呢？

◆ 哪些種類的樹生長在你照顧的土地上？

◆ 想像《愛麗絲夢遊仙境》的兔子洞。你小時候想像跟著兔子鑽進樹根的洞時，那是哪種樹？

◆ 想像小熊維尼的百畝森林。記得每個角色都住在樹屋裡嗎？你想像自己住在森林裡的時候，哪種樹會是你的家？

◆ 想像自己化身成一棵樹。你是哪一種樹？

◆ 想像一棵所有樹都敬拜的大神樹。描述那一棵樹。

◆ 你第一次轉世成人死去時，哪種樹生長在你的墳上？

世界樹獻供薰香

我們的第一道香配方，是個非常簡單的薰香，適合所有種類的魔法，尤其適合所謂的「騎樹牆」（hedge riding）或入神旅行這一類的工作，也是適合獻給所有世界之各類神靈的通用薰香。世界樹可以幫助你分發祭品給三個世界各自的造物和神靈。這道薰香用於這項目的非常理想。

前三種材料代表大多傳統泛靈世界觀的三個世界，最後一種材料代表的則是你個人的世界樹。如果你只打算常備一種獻供薰香獻給所有人，我會推薦你這一種香。分享了配方之後，我們會討論幾種變化版本。這道香有非常輕微的入神效果──輕微到幾乎無法發覺，除非你直接吸進大量的煙。

作法

3份　樹脂（當地原生樹種的樹脂最好，不過任何樹脂都可以）

3份　艾草或另一種蒿屬植物（當地的最好）

3份　毒蠅傘

1份　你個人世界樹的木材

以蜂蜜調和

製作魔法薰香或其他魔藥的時候，很多人喜歡在開始前喚醒每一樣材料的潛在魔力。過程非常簡單：進入魔法時間、空間跟意識狀態後，跟每一種材料說話，提醒它們曾經有過生命；用它們的力量之名呼喚它們，幫助它們想起身為神靈的力量，特別強調跟手邊工作有關的能力。在這個配方，還有本書前半段的一些配方中，我會提供每項材料專屬的讚歌。但隨著內容推進，我會漸漸減少我的話語，讓你學習創造自己的咒語。這邊有幾個例子：

北美白松，聖樹的金色淚滴，我喚醒你，醒過來吧！想起你眾多的神力。和平之樹，偉大的存在，你高高聳立，觸及天庭還有太陽的明亮溫煦。你是陽光化為的物質，天界之愛的轉世。松樹啊！太陽的兒子、諸天的女兒，你是高中之高。請以你的天空之火祝福此香，溫暖所有吸入你的人的心。把天堂帶向我，並以你的香煙將我的願望帶去。

艾草，神聖女獵人的聖植物，妳就是蒼翠森林的精華本身。妳帶來平靜與夢。妳為我們防禦所有疾病，守護靈魂不被入侵。妳溫暖了心，為靈魂帶來光明。艾草啊！請妳想起，妳讓眾人知曉之事，妳在那大宣告上安排之事：妳名喚烏娜，諸草中古老之最；妳有勝過三與勝過三十的力；妳有勝過毒藥與勝過感染的力；妳有勝過漫遊於土地上那噁心的惡人之力。艾草啊！中土世界有福的女兒，以妳的綠色魔法祝福此香，為所有吸入妳的人帶來療癒和洞見。將所有世界都帶往我這裡，並以妳的香煙將我的願望帶去。

　　毒蠅傘，精靈的紅點蘑菇，我喚醒妳。想起自己，想起妳眾多的魔力。你讓人入神，帶來靈視。妳讓靈魂飛翔，開啟第二視。妳是地下世界的女兒，全然之好。明亮的老祖母，開啟我內在的門扉，讓我能理解真實；為所有吸進妳的人帶來靈視和靈感。將地下世界帶來我這裡，並以妳的煙將我的願望帶去。

　　櫻桃，我兒時的樹朋友，我呼喚你回到充滿生命的美麗。你的根盤旋深入最深的地底，你的枝幹觸及天庭。花果是你的恩賜，你滋養了身體以及心靈。以你強大的根，讓我穩立於地；以你美麗花朵為舟為器，將我高高抬舉到天庭。

◀ 中土世界 ▶

　　中土世界是我們身體的居所，還有我們的意識大多數時間所停留的地方。很多很多不同種類的神靈住在這裡。像我們這樣有生命的造物是最常見的類型，不過也有許多來自同樣有生命的造物族群，但沒有實體的強大神靈大使，像是美洲黑熊、橡樹，或甚至薔薇家族神——薔薇家族是個龐大的開花植物家族，成員包括玫瑰、蘋果、草莓、山楂，還有其他眾多妖精友善植物；薔薇家族神就是它們絕美又充滿魔力的代表。除此之外，還有許多無形神靈的小集團和群體，例如元素靈和妖精皇庭。中土世界也是土地神 (genii locorum) 的家，大大小小不同場所的神靈都住在這裡。這些當地神靈都是極其強大的盟友，而且你家的神靈通常都很樂意支持你，只要你也同樣支持祂們。

獻給自然母親與中土世界的薰香

　　中土世界是我們的家，跟其他世界相比更是如此。不管你是不是髒兮兮、喜歡抱樹的大地信徒——就像我一樣，都有許多理由讓你想要向自然母親和中土世界的集體神靈獻祭。這道薰香本來是設計來搭配〈奧菲讚歌 (Orphic Hymn)・第十：獻給自然 (Physis)〉，讚歌附在下方。不過，這道薰香也極為適合作為萬用供香，獻給任何自然和中土世界的化身。

3份　雪松，或另一種芳香木料

1份　玫瑰

1份　廚房鼠尾草

1份　菸草

這裡有幾個喚醒媒材的範例禱詞，你可以從中汲取靈感，然後編寫自己的咒語：

　　雪松啊！高大而矗立的雪松，你是擎著天空的梁柱，你雄偉的根穩固大地的基石。你恆常青綠、恆常純淨、美好無盡。慈愛的守護者啊！借給我你的強大，並以你強壯的枝幹賜我庇蔭。

　　玫瑰，花中之后、美的轉生，妳是整個創造的榮耀，將萬物合而為一那空靈的愛。

　　鼠尾草，綠鼠尾草，你是家還有火爐的味道，家與群體的精髓。你讓人流口水、思緒游離。打開我的感官，讓我體驗整個創造的好；以你守護與潔淨的斗篷包圍我，驅散一切汙染與瘴氣。

　　菸草，聖煙啊！你喚醒了靈，為所有感官帶來生命。你讓所有生靈在和平之中團結合一。菸草，聖煙啊！我向世界的精采獻上感激。

奧菲讚歌 · 獻給自然

請諦聽我們的祈禱，讓妳的恩惠降臨

弗西斯*啊！一切物質、神聖的大自然母親

世界如鐘錶精密，而妳近乎機械，一切的母體

古老的偉大母親，接受我們的祭禮！

寰宇的阿拿薩**，光耀而無盡

無可降伏的主宰，征服一切的女帝

全能的女主人，妳的乳房是崇山峻嶺

哺育世界，眾生有福而歡喜

不滅的原初之女***，自古老流溢

夜空群星唱出了妳，那不知其數的星：

寂靜的星系在浮光中嬉戲的腳邊旋繞

物質的咱噠和時間的滴答互相映照

純粹的宇宙之母，無拘無束、永恆不朽

諸神的泉源，無論祂們高居天上或蹲踞地獄

為眾人所有而平凡，卻是獨一無二的不凡

妳是那滲透一切的絕對，我們的追尋

全然綻放的紡織者，編織大化的織錦

自身所造、沒有父親，多重神話的壯麗

主宰之首，帶來生命的處女

勝利的魔咒編織人、誘惑的巨靈

自給自足的匠人，建造了多重宇宙：

乙太靈界、物質、深淵等等諸地

罪人在妳那裡嚐到苦澀，而聖者嚐到甜蜜

智慧無盡、慷慨無盡、贈與無盡、偉大無盡

永恆之后，我們熟成的救主，如此富裕

不朽的神聖解放者，帶來生長不息

父親與母親，哺育的子宮，所有果實都生於妳

哄騙著花苞綻放，四季也生於妳

妳創造了寰宇，也編織了浪濤

妳恆常的運動將夜晚一一織進白晝

＊譯注：弗西斯：Physis，希臘文，意為自然、大化、（物質）世界。

＊＊譯注：阿拿薩：Annasa，希臘文，女皇之意。

＊＊＊譯注：原初之女：Protogeneia，希臘文，意為最早生下的（女性）孩子。

循環、迅速流動、攪動，恆久延續

流體的化形者，在永恆裡旋舞

妳亦是每一個永恆的撼動者

世界智慧的精粹、眾生崇敬的神靈：

持著權柄、端坐王席，力量沉吟

呼嘯的火、群山的低吼宣告妳的來臨

無盡生命的女主人，妳主宰一切

走在前方的母親，妳洞悉未來而萬物依賴著妳

對於每個個體，妳就是全部：此話真實不虛

而從妳不朽的存在湧出萬物的命運

好女神，大母親，我們謙卑地祈請

引領我們行過人生，滿是祝福和歡喜

帶來一切美好事物，依其時序

平靜、健康與富庶，智慧與理性。

生態區域薰香

這是本書中製作上最困難的薰香——但也是最有彈性的薰香——因為依據你所在的地點和季節，它會有非常劇烈的變化。目標是捕捉你周遭自然世界的精髓，所以必須使用當地的植物，這點非常重要。製作這道薰香，從帶著籃子去散步開始。採集任何好聞或吸引你目光的東西。如果你不確定採集的是什麼植物，記得拍張植物全株的照片，還有清晰的葉子照片，回家之後可以幫助你辨識。特別留意莓果、蒿屬植物、花朵、針葉、松脂還有藥草，以上全部在大多生態區域都能夠採集到，包括城市生態區。無論任何原因，如果你無法自己採集媒材，下面有個基礎配方，需要的材料都可以在健康食品店買到，只要加入你當地的植物就行了。實驗看看怎麼做最適合你，每次製香都會有一點點不

同。下面是美國東岸林地這裡的配方，除了蜂蜜以外的所有材料都是我在自家
院子裡種的。

1份　原生樹樹脂（我使用松脂）

1份　松針或其他針葉

3份　原生蒿屬植物（在東岸林地這裡，我使用的是艾草）

1份　乾燥莓果或其他果實（根據季節不同，我會使用白桑椹、接骨木果實或
　　　海棠果）

2份　氣味芬芳的野生藥草和野花（我最近一次調配的薰香中，用的是紅花和
　　　白花苜蓿、洋甘菊和金盞花）

1份　西美臘梅果

以當地蜂蜜調和（使用當地的蜂蜜在這個配方中尤其重要。如果無法取得
當地蜂蜜，則完全省略蜂蜜並額外加入更多的果實）

採集的同時喚醒每樣媒材。這裡有幾個例子：

松樹，你的香味就是森林的香味，你是群樹之王。有你的地方就沒有不
潔之物，因為你是全然的真實與良善。你高大矗立，連接著天上世界還有地下
世界，但你自己，跟我一起居住在這裡，居住在宇宙的中心，中土世界脈動的
心。我將你當作祭禮燃燒，獻給中土世界所有神靈。請打開我們之間的路，讓
知識和對話得以傳遞。松樹啊！所有神靈都陶醉在你的芬芳裡，請為祂們成為
永遠美好的事物吧！

月神之草，蓊鬱森林的女王，我呼喚妳、喚醒妳，再次成為妳自己！靈
視之草，神合之草，打開我的心靈，讓我知曉；打開我的耳，讓我聽見；打開
我的眼，讓我看到；打開我的心，讓我與神靈打交道。烏娜，神靈之中古老之
最，我呼喚妳，請為我與神靈交涉。我將妳當作祭禮燃燒，獻予偉大森林的諸
位神靈。讓我行旅的路變得好走，也讓神靈的路變得平坦暢通。願妳成為祂們
的享受。所有良善的都可以留下與來訪；所有對我懷有惡意的，都會從這份供
養獲得滿足並離去。

接骨木母親，漆黑森林的綠，請以妳慈愛的目光看顧我。妳的花朵是夜裡閃爍的白星；妳的莓果是化為果實的純粹療癒。所有帶著敬意來到妳面前的人，妳都賜予他們美麗、治癒還有守護。妳教導巫者的技藝與深林的祕密。我將妳當作祭禮燃燒，獻予暗夜森林的諸靈。讓我們溝通的路變得好走。我們向其獻上療癒與祝福，也接受願意往來者的回禮。

原野的花朵啊！你們是蜜蜂的喜悅、蜂蜜的瓊漿和甜蜜的核心。你們是土地的美、生命與光與愛的亮麗珠寶。我將你們當作祭禮燃燒，獻予中土世界的諸位神靈，請為祂們帶來喜悅，一如你們為我帶來喜悅。化為香煙的花環，作祂們的冠冕，成為祂們舌上的甜蜜，令祂們歡欣。願你成為一切美好的獻禮。

季節神靈與四季之庭

有些種類的神靈，像是土地神靈（genii locorum）根植在空間中，只在特定的地方發揮力量。其他種類的神靈扎根在時間裡，其中或許最有名的是「好鄰居」之中的四季之庭（seasonal courts）。

雖然有些人只承認兩個皇庭：喜樂皇庭和哀怒皇庭（Seelie and Unseelie），但大多時候，我跟四季之庭都有往來。一如大多數的神靈歸納，皇庭並不是嚴格劃分的類別，許多神靈在數個皇庭間擺盪而不屬於任何一個；有些則能夠改變形貌，滲透所有皇庭。四季之庭不是由占星現象掌管，它們隨著天氣誕生與死去，到來與離去的日期並不總是能夠預測，但可以輕易被觀察到。四季之庭不僅是中土世界的神靈，且與季節的節奏緊密關聯，在不同的地方各有非常非常不同的風貌。以下教導的並不是不列顛／凱爾特精靈傳說，而是關於季節與其神靈。

◇ 春天 ◇

隨著土壤暖和、雨水回歸，樹木開始開花，就是春之庭掌權的時候了。春天的神靈通常充滿好奇心、喜歡遊戲，但有一點害羞。祂們熱愛所有美麗的事

物，很容易受到原創詩作、歌曲和戲劇這樣的禮物打動。你可以向祂們展演你在漫長的冬季期間，待在室內時創造的事物。對於青睞的人，祂們會無度施以祝福；不過面對厭惡的人，祂們會變得非常殘酷。一般來說，祂們喜愛年輕的孩童，但也傾向教訓粗魯自私沒禮貌的大小孩，有時候教訓的方式會讓人不太舒服，但幾乎都不至於危險。種果樹、番紅花，或其他開花早的蜜源植物，可以在祂們心目中留下好印象。在賓州我住的地方，春之庭在四月初探出頭，通常在五月節達到統治的巔峰，春光無限好。到了夏至，春之庭就開始退朝了，讓位給祂們熱血的夏天親戚。

這道薰香是絕佳的祭品，適合獻給所有春之庭的神靈，尤其最適合繁花盛妝的五月皇后。她有著眾多名號：烏娜、瑪雅、芙蘿拉、野花草原之女等等數以百計的名字。這道薰香也非常適合任何跟豐盛、富裕、豐饒、豐產、婚姻、家庭、花園，還有快樂健康的性生活有關的工作。此外，它創造情境的效果也非常好。用這道香來迎接春天是非常美好而且清爽的方式，尤其當你已經蝸居在家一段時間了。把窗戶打開，讓不好的空氣散去，然後燃燒這道香驅趕陳舊的氣息。根據實際使用的植物、採集素材的地點、素材的新鮮度，還有你個人的口味不同，配方的比例會有極大的差異。

3份　乳香，或其他象徵太陽溫暖的樹脂

3份　玫瑰，象徵愛與美，還有花朵的明豔動人

2份　達米阿那，滋養氣血，讓春水爛漫

1份　苜蓿葉，象徵土地的豐饒和生長的綠意

1份　乾燥山楂果，象徵去年夏天的豐收

1份　蘋果花或其他果樹的花朵，帶來精靈的眷顧以及豐美富裕的收成（摘取花朵的時候，記得這麼做可以幫助樹發展出更強韌的根。想一想這點如何反映在你自己的生命中？）

以蜂蜜調和（使用當地蜂蜜能為這道配方增添許多好處）

在五月節的時候調配最佳。我用這首稍微經過調整的傳統讚歌祝福薰香：

帶來最珍稀的花兒

帶來最美好的花兒

從花園、林地、山坡還有小谷地

飽滿是我們滿載的心

呢喃是我們喜悅的聲音

讚美著最美的花兒，它盛開在幽谷裡

喔！神女、妖精女王、五月之后，今日我們以花朵冠冕妳！

喔！神女、妖精女王、五月之后，今日我們以花朵冠冕妳！

Bring flowers of the rarest,

Bring blossoms the fairest,

From garden and woodland and hillside and dale;

Our full hearts are swelling,

Our glad voices telling

The praise of the loveliest flower of the vale.

O Lady, we crown thee with blossoms today, Queen of Fairies and Queen of the May!

O Lady, we crown thee with blossoms today, Queen of Fairies and Queen of the May!

根據你想要調配出的五月皇后風味，可能需要以「天國之后」或「春季皇后」取代「妖精女王」，傳統的歌詞是「天使之后」。我使用「Lady」（中譯為「神女」）的地方，傳統讚歌唱的是「Mary」。

◇ 夏天 ◇

夏之庭是最善良、最喜歡人類的皇庭,雖然祂們受到刺激的時候會變得很惡毒。根據我的經驗,夏之庭最傳統、最正式,階級分明,務必記得要非常有禮貌,保持尊敬。就我的經驗,祂們特別喜歡烘焙點心和物理供品,例如撿垃圾還有種樹。在一年中的這個時刻,有許多工作需要完成。夏之庭甚至比春之庭更熱愛音樂和跳舞,祂們也喜歡精采的摔角或鬥劍比賽。

夏季皇后——當然,她其實就是穿著不同服飾的同一位皇后——以眾多名號歡笑:緹坦妮雅、狐狸手套女王、莓果皇后、亞爾夫海姆之女、綠之女。各種顏色的花朵和風美多汁的水果妝點著她。在我的靈視中,她有時候會穿著貓科動物的毛皮,就像是酒神女祭司邁那得斯(Maenad)穿的傳統服飾一樣,還有一群山獅陪伴她旅行。這道薰香可以當作祭禮,獻給夏季皇后和所有夏天的神靈;也適合搭配財富魔法使用,不過,除非你是農夫,不然這不會是我的首選。有時候我會在派對上燃燒這個薰香,它的味道讓人神清氣爽又開心。

3份　松脂

2份　柑橘皮(我喜歡用小紅橘〔clementine〕)

1份　乾燥莓果(我通常用的是白桑椹)

1份　馬鞭草

1份　薄荷

◇ 秋天 ◇

蘋果熟成、綠地轉黃,在美麗的蘋果皇后領導下,秋之庭登上了舞臺。秋天的神靈通常很有智慧、善良而且樂意守護我們,不過如果被激怒會變得極為惡毒。其中很多成員都是巫術的絕佳老師,如果為了有意義的目的成為盟友,會成為強大又賢明的幕僚。這些神靈欣賞努力還有幽深的沉默:貯藏收成、讓花園休息、靜靜坐在落葉堆裡,聆聽風的窸窣。

如果想要得到祂們的青睞，用你可以取得且盡可能大量的落葉覆蓋花園，為逐漸冷卻的土壤創造一條營養豐富又厚重的毯子。在美東林地這裡，秋之庭時常在初霜的時候戛然休止；傳統上接近萬聖節左右，不過時間一年一年延後。

2份　樹脂，象徵太陽逐漸減弱的寶貴溫暖

2份　乾燥蘋果，象徵收成的豐饒（如果你有種其他秋收的水果，像是梨子，可以取代之）

1份　芳香木料（當地木材尤佳）

1份　肉桂，帶來溫暖和舒適

1份　丁香，帶來秋天的色彩

1份　西美臘梅或眾香子，添加那種「南瓜派」的香味

1份　菸草，創造帶有大地氣息的篝火氣味

這道薰香讓我想到秋天裡我所愛的一切：落葉、厚毛衣、印度香料茶拿鐵、皮衣、惡魔情人還有死靈術。它的主要用途是作為供香獻給秋之庭的神靈，包括蘋果皇后，還有多數紅鳥。

◇ 冬天 ◇

雖然最初我是為了跨年夜設計了這道薰香，但它也非常適合冬至和所有相關節慶；每當你想要標記一個循環的結束、另一個循環的開始時，都非常適合。這道冬天的香也可以作為供香獻給冬之庭的神靈，同時它也很受絕大多數家庭神靈的喜愛。若是當成禮物送給冬婆婆特別好，冬婆婆是來自不同個國度的神靈大使，如同北歐女神赫爾（Hel）、日耳曼的佩赫塔（Perchta）、童話故事裡的霍勒太太（Frau Holle）、接骨木莓媽媽、鵝媽媽等等眾多神祇。這道薰香的香氣非常宜人，令人愉快，可以替節慶派對或其他聚會營造好氣氛。

3份　乳香

2份　雪松

1份　迷迭香

1份　肉桂

1份　檸檬皮

1份　接骨木果實

　　這個配方中使用乳香的首要原因，是因為它的太陽屬性。乳香為黑暗的日子帶來光明，同時振奮心神、喚起勇氣。如果要做成聖誕薰香，你可能會想要喚醒乳香跟三賢王的關聯，還有跟聖嬰基督的淵源。如果是為了猶太光明節（Chanukah）調配，可以考慮在喚醒它的時候，請它增加世界上的光明。

　　配方中的雪松可以在死亡的裂隙上搭起一座橋，我想說的有兩層意義：(1)它能為祖先打開一條路，讓他們來到你這裡；(2)它能讓路變得好走，讓你放下拖累你的事物。請雪松老祖母開啟你的感官，讓你能夠看見新的可能。

　　迷迭香在這裡的目的是讓靈視清晰，還有帶來美妙的香氣，讓人想起個人與神話的節慶盛宴。肉桂讓整個配方變得溫暖，加入舒服火光的慰藉，還帶有一絲辛辣，讓事物繼續往前。檸檬皮可以幫忙剪開幻象，在乳香中永恆的太陽能量裡加入更即時、更年輕一點的調性。最後，接骨木果實在這裡的目的，是賜予抵禦冬季疾病的強悍，還有預防冬季憂鬱，讓心變得輕盈。更重要的是因為它們跟冬婆婆及其癒療之家的關聯。

獻給元素神靈的祭禮

　　根據先人的教導，存在著五種生命必須的元素：賜予生命的乙太之魂、賜予生命的風之氣息、賜予生命的水之涼意、賜予生命的火之溫暖，以及賜予生命的地之哺育。這些元素神靈是人類古老無形盟友的一分子。記得，祂們是沒有身體的元素神靈，例如：以下說的「地」指的不是地球（Terra），也不是土壤。祂是跟柏拉圖主義中的地元素相關聯的非物理靈體。

地元素是密度最高的元素，就像實在的物質，可以被看到、嚐到、聞到、感覺到、聽到，性質乾冷。地元素是身體，還有其他物質的事物。化為人形的地元素神靈大使包括：地精諾姆（Gnome）、侏儒（Pygmy）、矮人、樹精（Dryad），還有各種「好鄰居」。他們通常都非常有耐心、非常可靠，不過有時候不知變通、思想封閉。地元素的武器是盾，容器是鏟；象徵動物最常是公牛，不過有時候會是大象或烏龜。

 水元素的密度較地元素低，就像液態的水，可以被看到、感覺到、聽到，但沒有氣味，無法被聞到或嚐到，性質溼冷。水元素和新的、血液、情緒以及體內所有化學反應相關聯。化為人形的水元素大使包括：水精溫蒂妮（Undine）、海精涅瑞伊得斯（Nereids）、人魚，還有許多種類的海族。他們通常慈悲而有智慧，不過也有不理性和惡毒的一面。水元素的武器是聖杯，容器是大釜；象徵動物最常是魚，但有時候會是人類或人魚。

 火元素可以被看到、聽到、聞到、感覺到，但無法被嚐到，性質乾熱。火對應到精神和激情。化為人形的火焰大使包括：巨靈（Djinn）、火蠑螈沙羅曼達（Salamander）、火神兀兒肯（Vulcan）以及其他眾多火神靈。他們通常勇敢又讓人興奮，不過可能也有好戰、易怒的傾向。火元素的武器是杖，容器是火炬；象徵動物通常是獅子，不過有時候是龍。

風元素可以被感覺到、聽到，但無法以其他感官察覺，性質溼熱。風元素對應到心靈以及所有相關活動，因此包括溝通、發明和學術。化為人形的風元素大使有：風精靈席爾芙（Sylph）、

林仙席爾未斯提斯（Sylvestris）、羊男薩堤爾（Satyr），以及許多其他種類的精靈。他們通常非常聰明、非常敏捷，不過也可能很古怪、藐視他人。風元素的武器是劍，容器是鼓；象徵動物最常是老鷹，不過有時候是其他鳥類。

乙太（Aether），又稱為第五元素或「无」（Quintessence 或 Void），可以被聽見，但無法以其他感官察覺。化為人形的乙太神靈大使有：天使、外行人、惡魔還有各種其他「域外人」（Outsider）。這些類型的神靈通常見於天上世界或地下世界，在中土世界比較少見。乙太神靈往往極為強大、深不可測、距離感強，常常難以理解又令人不安，而且非常、非常詭異。

獻給所有元素靈的供香

這道薰香祭品是為了獻給所有元素靈而設計的。為了讓所有感官都能參與其中，我特別加入了一些材料，有些燃燒時會劈啪作響，有些會迸出火花。使用時請小心，並且只在大陶盤或其他防火平面上燃燒。使用這個配方時，與其先把所有材料混合在一起，將它們一次一種分別放在炭火上燃燒的效果最佳。

火元素：乳香──太陽的光與溫暖的結晶（如果把一部分乳香磨得非常細，放在炭火上時會冒出火花，甚至起火燃燒）

水元素：粗海鹽──大海的傳導與流動性的結晶（你也可以滴入幾滴極少量的水來引發嘶嘶作響的蒸氣，不過小心不要把炭火澆熄了，鹽遇熱會迸裂）

風元素：玫瑰──風理想的須臾所化成的實體（使用整片玫瑰花瓣，它們燃燒時會微微飄起）

地元素：雪松──我們腳下土地可靠的穩定（拍手三下或踏地三次）

地元素與其神靈

　　一如海希奧德（Hesiod）所說，地是「萬物的基礎，豐厚的胸脯」。在魔法思維中，地元素的領域包含我們物理上的健康、物理上的家、財富，還有家庭的穩定。我最常做的地元素魔法是長期的財富建立；地元素也相當適合安定身心、家庭防禦，還有某些類型的療癒工作。我最常合作的土系神靈是矮人族，土元素神靈無庸置疑是我們的近親，他們是元素靈中形象最接近人類的存在。這道薰香最初是為諾德里、蘇德里、奧斯特里和威斯特里（Norðri, Suðri, Austri, and Vestri）四位大矮人創造的，他們支撐著大地四方的梁柱。不過同樣的薰香可以獻給任何矮人、土系神靈，甚至是獻給大地本身。我喜歡在一堆當地的泥土上燃燒它。

　　3份　艾草或其他蒿屬植物，作為開啟感官、促使神靈顯現的基礎

　　2份　圓柏葉或其他針葉，帶來與森林的連結，也是神聖世界樹的象徵

　　1份　百里香，象徵勇氣和力量

　　1份　乾燥洋菇或其他蘑菇，賦予深邃、稍微帶有泥土氣息的味道

　　1份　海棠果或其他乾燥水果，象徵大地的豐饒

風元素與其神靈

　　風元素將我們跟生活在這片大地上的所有生命連結在一起，這項特質比其他任何元素都要強烈。吸氣，知道你正吸入體內的空氣是樹木吐出的；吐氣，你的吐息給予了植物生命。我們在呼吸的永恆循環中合而為一。風元素飄渺不定，但環繞一切、充滿一切。

　　如果你對自己於風之神靈的信仰產生質疑，可以屏住呼吸，直到你重新想起。風元素魔法極為適合用於各種類型的學術工作與職業相關魔法：可以施加在履歷上，還有在重要的報告前使用。不過我個人喜歡在政治還有環保方面的詛咒跟席爾芙合作。我住的地方可以看見僅存的卡內基鋼鐵廠遺跡（Carnegie Steel mill），而且我社區的空氣品質在全國是數一數二的糟糕。因此，我很少為

風元素神靈燃燒薰香,用烏煙瘴氣來召喚清新的空氣一點也不明智。更多時候,我把這道配方當作魔法油或室內乾燥香花(potpourri)使用,不過你還是可以燃燒它。

> 4份　胡椒薄荷,帶來清晰
>
> 2份　月桂葉,帶來明亮
>
> 2份　檸檬皮,帶來清爽
>
> 1份　八角,帶來穿透一切的銳利

水元素與其神靈

　　水元素是所有元素中最狡猾、變幻莫測的,流動、氾濫成各種型態,它是一切的溶劑,障礙或財寶一應消融。在神祕思維下,水元素魔法最常用於管理情緒和社會關係。我最常用它來治療心靈創傷;水元素對於潤滑任何類型的社會互動也有絕佳的效果,無論是工作面試或婚姻中與他人的關係。海精靈涅瑞伊得斯是我最常合作的水元素神靈,祂們是海寧芙或人魚,屬於波賽頓皇庭。我跟安菲屈蒂(Amphitrite)的關係尤其緊密,她是波賽頓的情人、鹽之女神。就我的經驗,水元素神靈是所有元素部落裡最多元、人口最多的族群。這道薰香也很適合用作藥浴:將材料放入布袋,緊緊綁好,放入浴缸,並加入大量的鹽。

> 2份　神香草,帶來海洋潔淨的力量
>
> 1份　檸檬,帶來雨後的明澈清晰
>
> 1份　玫瑰,帶來愛的美和清澈的情感
>
> 1份　達米阿那,帶來情緒上的療癒和愛
>
> 以蜂蜜調和

火元素與其神靈

　　火是所有元素當中最難控制,也最為神祕的元素。火花幾乎一瞬之間獲得存在,消散於無形的速度也同樣快速。許多方面而言,它是物質性最低的元

素，但也是最具有生命力的。魔法上，火經常對應到抑制、激情、藝術和性。需要保護、力量或動力時，火元素是非常好的選擇。這道薰香跟傳統配方「烈焰防護牆」（Fiery Wall of Protection）非常類似，並且能配合這裡的咒術用於同一個目的。

4份　龍血，帶入火紅的顏色以及與龍的關聯

3份　肉桂，帶來家中壁爐安撫人心的溫暖

2份　龍蒿，開啟感官、促進神靈顯現，也帶來它跟龍的關聯

1份　完整的黑胡椒粒，帶來炙熱

以蜂蜜調和

烈焰防護牆

這個魔法提供了強大的防禦，可以抵擋惡意的影響，不過效果通常不持久。所以應該在特殊情況使用，而不是當成萬用預防措施。請參閱咒術章節，其中有其他的防禦選項。

你需要

你想要防禦的敵人近照

目標的頭髮、血液、穿過的衣物，或其他個人相關物（含有 DNA 最佳，但非必要）

裝有炭塊的香爐，還有點火器具

大約半杯火元素薰香，或類似的合香

1個雜貨紙袋，剪開攤平；或者1大張紙

1根白蠟燭（茶盞蠟燭也可以）

大型篝火剩下的炭，或者粗的黑色麥克筆

作法

- ◆ 回到中心，進入魔法時間、空間和意識狀態。
- ◆ 把個人相關物黏在照片上，以敵人的命字施洗喚醒。
- ◆ 把蠟燭和香爐放在紙張的中央。點燃炭火，但還不要加入薰香或點亮蠟燭。
- ◆ 用木炭或麥克筆在蠟燭周圍畫三個同心圓。
- ◆ 順著中間的圓圈，用薰香畫出一道圍牆。
- ◆ 把照片放在圓圈的遠端，蠟燭則擋在你和照片的中間。
- ◆ 準備開始施法。
- ◆ 點燃蠟燭，在炭火上撒下第一撮薰香。
- ◆ 說些類似這樣的話*：

炙熱的火，戰爭般的天空之子

在你弟兄之中最為劇烈

如同太陽與月，審判一切——

聆聽我的告訴，降下判決！

在〔名字〕與我之間立起一道烈焰之牆，因他對我下了咒；

噢火啊！燃燒〔名字〕吧！如果他傷害我；

燒毀他們吧！噢火啊！

炙烤他們吧！噢火啊！

拘捕他們吧！噢火啊！

吞噬他們吧！噢火啊！

毀滅他們吧！噢火啊*！

- ◆ 念誦的同時，搧動香煙，創造出漩渦，並感覺到火焰牆在你的周遭升起、包圍、防禦。在詠唱的最後，用雙手和呼吸盡可能把煙推向目標，

並想像自己是一條噴火的龍。讓蠟燭澈底燒盡，之後拾起薰香牆和香灰。最理想的處理方式，是把它們從家的門檻往外撒出，並留下一些放在左邊口袋裡隨身攜帶。

居家神靈

每個時代、每個文化中的智者都知道：我們跟各式各樣的神靈生活在一起，分享著空間。這些神靈中最重要的——雖然經常被忽視——是跟我們共享居家空間的神靈。在古代，他們經常被稱為家神。延續古老傳統，在這本書裡我一律以「家庭」這個詞來指稱家裡的所有成員，無論彼此在法律上有沒有關係。家神的涵蓋範圍很廣，其中包括神格化的英雄、聖人、其他偉大死者、守護靈，還有當地的土地靈。這些家神可以以雕像或裝飾瓷罐的樣式供在餐桌上，並以家庭的餐食供養。除了這些有意的供奉之外，根據習俗，任何掉落地上的食物也都屬於祂們。拉丁文裡，這些神靈被稱為拉爾（Lar）或佩拿特斯（Penates）；盎格魯薩克遜語種裡，祂們是柯福勾達斯（Cofgodas）；而在希伯來語裡，祂們被稱為特拉芬（Teraphim，תרפים）。

這些靈界室友的現代化身在我們家稱為「霍伯」（hob），除此之外祂們還有無數名字。幾乎所有學者都同意這些存在是過去的家族神祇和祖先，為了在基督教的壓迫下生存而偽裝自己。霍伯是靈體，祂們沒有固定的物理形象，但最常以矮小老男人的樣貌出現，因為年紀而乾瘠滿是皺紋，常常穿戴綠色或紅色的衣著。祂們有時候也以老女人或小小孩的樣貌示人。

跟你的居家神靈建立強大友好的關係為什麼很有好處？理由應該非常明顯。你確確實實跟祂們住在一起！房子裡有著開心的霍伯更能保持整潔乾淨，耗損速度更慢，住在裡面感覺也更平靜、更健康。規律供奉是跟霍伯打造堅定關係的絕佳方式。

＊ 這首詠唱的藍本是索基德・雅克布森（Thorkild Jacobsen）翻譯的馬克魯刻板第四（Maqlû）。

這道薰香不只能作為供品強化你的霍伯，還能讓家中充滿平靜、快樂和舒適感。

1份　當地的樹脂，用來驅走所有邪惡的影響（可能的話，在家附近採集）

1份　當地芳香木料，將森林的平和帶進家裡

1份　肉桂，讓家裡溫暖、安全、美好

1份　檸檬皮，驅走所有邪惡的影響

1份　苜蓿，帶來幸運、健康和財富

在檸檬松香清潔劑裡加入肉桂精油，可以做出搭配使用的洗地水。

地下世界

地下世界是眾多不同種類神靈的家，你可能會想要以薰香供奉，其中包括地下神祇和死者。死者大致上可以分成兩大類：偉大的死者（the Mighty Dead）——被許許多多的人愛著並敬拜；還有親愛的死者（the Beloved Dead）——像是你自己的祖先，跟你有更為私人關聯的死者。

獻給（諸位）地下世界女王與所有地下神靈的薰香

這道薰香精確來說是為了艾盧西斯的波瑟芬妮（Persephone of Eleusis）設計的，不過也適用於任何掌管死者的女神，包含赫勒（Helle）、普洛塞庇娜（Proserpina）、埃列什基伽勒（Ereshkigal）、布麗基特媽媽（Maman Brigitte）、死亡聖神（Santa Muerte）、七苦聖母（Our Lady of Sorrows）等等，還有許許多多女神。雖然很多人對祂們感到恐懼，但我覺得祂們根本上有著永恆的慈悲，非常歡迎人，而且很治癒心靈。這些女神總是在某種意義上有著對立的性質。祂們是死亡女神，卻掌管著重生。尤其在溫帶氣候區，祂們時常跟季節的循環連結在一起。

3份 艾草，開啟靈能感官，並讓世界之間的帷幕變薄，有助於與神靈溝通

2份 沒藥，或另一種樹脂，作為豐厚特別的獻禮（因為沒藥跟葬禮的關聯性，特別適合）

1份 罌粟籽，帶來它們跟睡眠、入神還有地下世界旅行的關聯（特別它們也是波瑟芬妮的神聖植物）

1份 鳶尾花根，因為細緻的花香和長時間的定香效果，吻合地下世界的永恆平靜（如同所有的根，它生長在地下）

引路人（Psychopomps）

引路人是引導剛剛死去之亡靈的神祇，存在很多選擇。祂們應該要有以下的神話特質：

傳統上出現在墓碑上或喪葬儀式中。

祂們為死者引路。

祂們知道每個神靈的名字。

祂們可以在三個世界之間穿行。

多數但不是所有引路人都有以下的特點：

祂們持有火炬。

祂們是搗蛋鬼（tricksters）。

祂們是化形者（shape-shifters）。

祂們有翅膀。

祂們身邊有被馴化的動物，或能夠變形成被馴化的動物。

祂們身邊有，或能變形成一隻大鳥或一群小鳥，通常是黑色的或夜行性生物。

我最常跟地下的赫密士（Hermes Chthonios）合作，祂是希臘神，掌管十字路、旅行、翻譯、遊戲、聰慧、竊盜，還有任何類型的交互區域性

（intersectionality）。這裡再提出幾個例子，他們都是扮演這項角色的絕佳人選：黑卡蒂（希臘的過渡性女神）、白雄鹿、阿努比斯（埃及的死亡之神）、紫杉、耶穌（你可能跟他蠻熟的），還有美國野牛。

如果你在世時曾跟某位引路人合作過，祂也非常可能在你該走上漫漫長路的時候指引你方向。

2份　松脂或其他樹脂，帶來光明、熱度，還有火炬的聲響

1份　薄荷，鋪在你腳下的路

1份　菸草，漫漫長路上的聖煙

1份　艾草，開啟前方的道路，撫慰一切痛苦

以蜂蜜調和

獻給偉大死者的薰香

◇ 誰是「偉大的死者」？ ◇

偉大的死者，其實就是在死後維持著高度個人一致性的人類死者。英雄、聖人、受到尊敬的部落祖先都是偉大的死者。他們是最能在我們的世界中行動的死者。依我的理解，死者跟活人世界互動的能力，部分取決於技能，部分取決於連繫。在世時能夠跟死人說話的人，死後通常也能更輕易地跟活人說話。不過影響力更大的決定要素，是他們跟生者世界的連繫。祖先還有其他親愛的死者跟這個世界唯一的連繫，是愛著他們的人。他們在實際上或隱喻上的後代生命中有著非常強大的力量，但在這之外能造成的影響非常有限。跟數量龐大的人有關聯的神靈，更有能力在廣大的世界上行動：這就是偉大的死者。

在最基本的層面上，我們所能給死者的，是與他們互動，這給了他們通往偉大的立足點。他們能給我們的，則根據身分而有所不同。偉大死者當中的每一位都有足夠的贈禮，讓許許多多人在很長一段時間能保持他們的名字不被忘記——他們的故事不斷被訴說。這點幾乎永遠都有深入調查的價值。兩個人相

處時，未必都能跟彼此相處得來；兩人之中有一方是死人的時候也是如此。不是所有偉大的死者都會吸引你，而吸引你的那些，也不保證每一位都願意跟你合作。我覺得這就跟約會一樣：有時候對方就是對你沒那麼有興趣。

◇ 偉大死者供香 ◇

4份　乳香或其他樹脂，作為明亮而神聖的基礎

2份　雪松木或其他香木，作為世界樹，也因為它們跟死者的特殊關聯

1份　玫瑰，帶來愛與美，也賦予薰香優雅的氛圍

1份　丁香，帶來財富和力量，並賦予薰香皇家的氣質

以蜂蜜調和，讓香煙得到馥郁甜美的質地，使其成為吸引死者的祭品

◇ 偉大死者禮敬儀式 ◇

這不是禮敬偉大死者的唯一方式，每個文化和每個術者都有自己的方法。隨著練習，你也會發展出自己的、對你有效的方式。這只是一個例子，幫助你開始。

你需要

大約二英尺（大約60公分）見方的桌面

白色桌布

1條遮蔽視線的頭巾，像是圍巾或面紗

1根白色蠟燭

薰香與燃燒方案

1杯水

大約一小時的時間

你想要敬拜的偉大死者聖像或其他圖像（可以一次同時拜好幾位，不過如果每位都有自己的畫像最好）

作法

◆ 清理桌面，鋪上桌布，並以好看的方式擺放其他物件。

◆ 調整自身和頭巾角度，讓視野局限在祭壇。

◆ 以任何方式進入魔法時間、空間和意識狀態。

◆ 點燃蠟燭和薰香。

◆ 向偉大的死者行禮。用華美的名銜呼喚他們，描述他們身上你最愛的地方。這跟喚醒媒材完全相同，不過更簡單，因為你在喚醒的是人類，有名字也有故事，這些比植物更容易理解，因為你也是人類，有名字也有故事。

◆ 說明你為他們帶來火焰、光與熱，告訴他們你帶來清涼乾淨的水。說明你獻上香煙、香氣與薰香本身。

◆ 告訴他們你為何而來（身為朋友和盟友跟他們一起饗宴？ 尋求幫助？ 完成你的信仰義務？ 為什麼你要進行這個儀式？）

◆ 靜下心來，盡全力觀看、聆聽、知覺、感受回應。如果薰香熄滅，則繼續添加。吸入香煙，吹往聖像。讓煙霧旋繞，向你傳達異象。持續進行大約四十五分鐘，或持續到無法繼續的程度。

◆ 結束後，感謝跟你對話的神靈，向所有神靈獻上祝福。

◆ 回到一般時空與意識狀態。

◆ 筆記你的經驗。跟夢一樣，儀式經驗很快就會消散。

獻給祖先的薰香

◇ 情緒觸發預警 ◇

談到祖先，就不可能不處理許多困難的問題。我會盡可能保持敏感，避免造成重複傷害，但對於我們跟祖先的關係上，各種意義的糾葛與複雜這個事實，我的態度會依然直截了當。這些困難的議題有文化上的，像是人種、民族、殖民和奴役；也有比較個人的，像是亂倫和虐待。每一個人的根都生長在汙泥裡。

◇ 地球上只有一棵家族樹 ◇

在開始討論跟血親祖先工作之前，我想要先談談一個簡單但深刻的事實：地球上所有的事物都是彼此的親屬。雖然無法完全清楚知道生命在我們的星球上出現了多少次，但可以肯定的是，目前所有有生命的有機體都共享著同樣的血脈。現代科學推測，現代地球上的生命「普遍最早的共同祖先」（Last Universal Common Ancestor, LUCA）大約出現在四十至四十五億年前——幾乎和地球本身一樣古老。關於 LUCA，我們知道的不多；他 * 似乎是無性別的單細胞生命體，類似於現代的細菌，但組成更加簡單。LUCA 很可能住在原初海洋深處滾燙沸騰的海底熱泉噴發口裡面。在這些陰陽交接的過渡之地，大地內心的原初之火吐出了賦予生命的氣息，將熔岩向上推，直到與冰涼的海水相遇。將 LUCA 視為地球上第一個生物並不正確，幾乎可以肯定他有同伴，不過只有他們的後代存活到今天，成為了今天我們所知道的——廣大、豐富、美麗、神祕無窮的生命萬象。

◇ 獻給祖先與親愛的死者的供香 ◇

6份　沒藥，提供薰香馥郁、溫暖，連繫到葬禮的基礎

2份　雪松，除了雪松傳統上是獻給死者的供品外，它也在這個配方中擔任世界樹

2份　菸草，另一項獻給死者的傳統祭品

1份　肉桂，帶來家與家庭的味道還有溫暖；死者渴望溫暖（如果使用玉桂要稍微增加用量）

以蜂蜜調和

這是最後一個我給出明確喚醒禱詞的配方。別忘了，這些只是例子，你應該撰寫自己的版本。

沒藥啊！　一切的解藥，嚴厲的你來自火焰

中介者、調解者，你讓靈魂發出熊熊烈焰

沒藥是你在凡俗人間的名字

而此刻我以你的祕密之名喚你：

薩爾科法古斯（Sarcophagus）、食肉者、灼心之人，我呼喚你。

此時此刻我呼喚你，命你前去

不是到那遠方的阿拉伯，不是到那遙遠的巴比倫

而只為了去實現我的意志，為我牽線：

三倍有福的樹脂，為死者聖別

哀傷釋放者，你抵禦鉛灰色的恐懼

你是海利歐斯的金色眼淚，閃爍的陽光碎片：

將天上的溫暖傾倒在死者的岸邊。

雪松老祖母，力量之母、愛之母，妳的枝葉高高伸向天

妳永恆的樹幹長得又高又驕傲

＊譯注：原文為「xe」，性數未知的人稱代名詞。

妳的根深深深入地下世界

妳是活人對死者的愛的表現

安撫心靈，清理雜念

妳全然美好，不朽純粹

請哺育我的祖先，讓他們延續不滅

菸草啊，聰慧、善良、全然美好，

你甜美的煙是生命的膏藥

你安撫苦痛，在艱辛的每一天

並將禱者的祈願帶上天

你安撫憂傷、撫慰焦慮

請讓祖先在愛與虔誠裡得到哺育

肉桂啊肉桂，富貴的肉桂滿是喜悅

醒來吧！成為我的信使去實現我的祈願：

肉桂啊肉桂，火熱中燃燒，如此甜美

為所有你遇到的靈魂帶來溫暖與慰藉

蜂蜜，我呼喚你，想起你的力量

從花朵採集而來，你是自然的精粹

原野的騎士，那嗡嗡忙碌的蜜蜂將你

採集，帶來我這裡

蜂蜜，甜蜜的蜂蜜，讓一切膠合在一起

讓世世代代一一連繫：穩固、真實、純粹

◇ 架設祖先祭壇 ◇

現在你已經製作了獻給祖先的薰香，我建議你接著安排燃燒薰香的空間。祖先祭壇是給予祖先物理媒介的一種方式，能讓他們更容易跟你互動、影響你的生命。祖先祭壇有很多很多風格。如果你近代血脈的所屬文化有自己的風

格，那就是很好的研究起點。不過，基本上所有祖先祭壇運作的方式都一樣。隨著時間累積，你會發展出自己的作法。

架設祖先祭壇的第一步是決定要把它安置在哪裡。櫃子、小桌子、書架上方或梳妝臺都可以。在我以前住的地方，我的祖先祭壇架設在一個繼承的櫥櫃裡。在女巫之家這裡，我們在地下室有個大型祖先祭壇，它是一個比前者更大，用於跟死者、死亡神祇工作之祭壇的一部分。祖先祭壇也可以非常隱密，就算在你不想讓你女巫癖好被人知道的地方也很適合；擺放失去的親愛之人的照片和紀念物，一點也不會讓人覺得可疑。

不管你選擇哪種家具，首先在物理上和魔法上都仔細清理乾淨。用好聞的香水或油品擦拭。弗羅里達之水（Florida Water，或譯「花露水」）是帶有柑橘、花香、辛辣香調的古龍水，在胡毒和巫毒（Hoodoo and Vudoun）裡都大量使用——是傳統的選擇。不過我用的是尚・那特（Jean Naté）香水，同樣也是帶有柑橘、花香、辛辣香調的古龍水，我的先慈在世時常用。清理乾淨之後，在上方鋪上白布（傳統，但並非必要），如果有繼承下來的蕾絲桌布就太完美了。如果你的祭壇內部有空間，你可能會想要把它塗成紅色、白色、黑色，或任何你覺得適合的顏色。應該在祭壇上放一杯乾淨的水，並且經常更換——每週換一次就可以了——如果完全蒸發或變髒了也要更換。大多數的人說要用白色杯子或玻璃杯裝水，但我用的是從母親那裡繼承的鈷藍玻璃杯。你可能也會想要有長久持續的光源，像是電子蠟燭。而其他放在祖先祭壇上的物品，不同的人、不同的文化、不同的傳統之間會有極大的差異。這裡有一些廣泛的建議：

建議放在祖先祭壇上的物品

死者的照片，或其他圖片

薰香，以及燃燒選項

宗教相關物件，像是聖像、偶像、《聖經》等等

食物／飲料類供品

空相框或沒有突出特徵的雕像，代表未知的祖先

小石雕骷髏，或其他死亡象徵物（memento mori）

從墓地取得的泥土或石頭，或骨灰

近期祖先的個人紀念物，像是珠寶（懷錶非常受歡迎。我特別喜歡眼鏡，讓我得以從祖先的視角觀看世界。如果你的祭壇有抽屜，那就是收納這些東西還有相片、文件的好地方。如果沒有，可以考慮使用好看的盒子。）

花朵，假花、鮮花或乾燥花

你自己的死亡準備文件，例如醫療指示、遺囑、遺書、葬禮計畫

不要放這些物品

鹽（少量的鹽沒關係，例如加入食物供品裡的鹽）

鐵（小塊的鐵沒關係，例如珠寶裡的零件）

生者的照片（雖然鹽跟鐵的禁忌在全球都很普遍，但完全不像這個禁忌一樣舉世皆然。在祖先祭壇上放活人的照片，會以不健康的方式將他們吸引到死者的國度）

天上世界

天上世界的通用供香

這道薰香是用來跟天使、星體神靈或其他天界神靈合作的理想選擇，特別是同時跟好幾位天上世界神靈接觸的情況。尤其適合天使。

4份　混合樹脂

2份　玫瑰或另一種帶有甜香的花

1份　雪松，或另一種芳香木料

以蜂蜜調和

喚醒媒材，告訴它們你希望加入薰香的特別力量。接著把乾燥材料磨成粗粉，加入足量的蜂蜜混合。靜置乾燥後，放入有標籤的密封容器貯存。

大天使

英文的「天使」(angel) 這個字源於希臘文「ἄγγελος」(angelos)；天使的希伯來文是「מלאך」(malakh)。這三個字的意義大致上都接近「被派遣的人」，實際上，可能也都表示了大使、翻譯、貿易員、中介，還有其他在關係之間活動的存在——人類或其他存在都適用。另一個比較沒那麼字面上的意思，但或許更能讓人理解的翻譯方式是「執行者」、「公務員」。我最常合作的天使是地上四個方位的大天使：前方的米迦勒、後方的加百列、右方的烏列爾和左方的拉斐爾。我跟祂們個別或集體都有合作，例如以下的防禦咒法就是集體合作的例子。

◇ 大天使聖域 ◇

這個魔法的靈感來自下方傳統猶太睡前禱告，該禱告經常被當作搖籃曲哼唱。

B' shem Hashem	בְּשֵׁם הַשֵּׁם	以「名」之名，
Elohei yisrael:	אֱלֹהֵי יִשְׂרָאֵל	以色列的神：
mimini Michael	מִימִינִי מִיכָאֵל	米迦勒在前方
umismoli Gavriel,	וּמִשְּׂמֹאלִי גַּבְרִיאֵל	加百列在後方
umilfanai Auriel,	וּמִלְּפָנַי אוּרִיאֵל	烏列爾在右方
umeachorai Rafael,	וּמֵאֲחוֹרַי רְפָאֵל	拉斐爾在左方
v' al roshi	וְעַל רֹאשִׁי	聖神的臨在
Shechinat El	שְׁכִינַת אֵל.	於我上方。

在魔法中，我們會以同樣的天使陣形建造神聖的空間，也就是說：建立魔法圈。首先準備好自身和空間，你和周遭都應該要處在乾淨整潔的狀態。在魔法圈的四個方位放上香爐：在東方為米迦勒（如神者）放上乳香，在西方為加百列（強大者）放上雪松，在南方為烏列爾（光）放上肉桂，在北方為拉斐爾（治療者）放上迷迭香。站在正中央，做好準備。以中文或希伯來文朗誦上面的禱詞，同時點燃薰香。在中心坐下，感受香味聚集、結合。

在空間中旋轉、舞動、移動，感受看看不同的地方香味有什麼差異，個別體驗天使，也感受祂們這個集體。你和你的身體是能量混合在一起的機制，確定四種香煙都能充滿房間的每個角落。如果有羽毛扇，現在就是使用的時候了！你可以用這個神聖空間來進行儀式工作、冥想，或單純待在裡面。薰香燒完、煙逐漸沉澱消散後，在房間的周邊逆時針繞行以封印空間。行走的時候可以說類似的話語：「以二成二的力：四重神力，即刻顯靈！」

◇ 大天使祭禮薰香 ◇

若要向大天使獻上薰香，但又不想執行整個儀式時，可以使用這個配方。建議在以上描述的神聖空間中加持這份薰香，不過並非必要。下面材料的比例，完全是依照不同材料燃燒的速度決定的。

3份　乳香，獻給持著真實熾燄之劍的米迦勒

2份　雪松，獻給持著昭示喇叭的加百列

1份　肉桂碎片，獻給持著啟明火炬的烏列爾

1份　迷迭香，獻給持著療癒聖杯的拉斐爾

七大行星

　　古典七大行星是魔法盟友中最受歡迎也最傳統的一群。在歐洲和中東文化中，即便跨越不同文化，它們的力量還是相對有一致性，不過它們的本質不像你預料的那樣舉世皆然。西方對行星的理解根源於近東古代，而文字記載就是在那個時期發展出來的，因此要確立在那之前的歷史依舊非常困難。我們在這個章節討論的七顆燦亮天體通常被稱為古典七大行星，它們是以肉眼就能從地球表面觀測到行過夜空的物體。

◇ 古典七大行星概述 ◇

　　月亮是司掌夜晚、潛意識、直覺、女性、欲望、旅行和變化的行星。從這些領域延伸，月亮被對應到女性特質、奢華、夢境、所有類型的入神工作，還有大多種類的魔法。它的顏色是紫色、灰色和銀色，金屬是銀。它的日子恰如其分地被命名為「Monday」（星期一，Moon-day）。

　　水星是智能、迅捷、運動員、商業和竊盜的行星。從這些領域延伸，它也連結到了資訊時代、詭計、商人（merchants，也是以水星〔Mercury〕命名）、識字／教育。水星的顏色是橘色，傳統金屬是水銀。不過我從來就沒理解過要怎麼在水銀上刻符印。今天，很多魔法師把水星對應到鋁。水星的日子是星期三，英文的星期三（Wednesday）源於日耳曼神沃登（Wodan）。它的符號是雙蛇杖（caduceus）。

　　金星是繁衍、美、愛、友情、生長的綠色事物，亦是奢華的行星。從這些領域延伸，它對應到所有的豐饒、情感、魅力、社交技巧和地位。金星的顏色是翡翠綠，金屬是銅。銅在過去採自賽普勒斯島（Cyprus），那也是女神維納斯的聖島。金星的日子是星期五，英文的星期五（Friday）以北歐女神弗蕾亞（Freya）命名。它的符號是鏡子。

☉ **太陽**是光輝、治療、靈視,以及維繫生命之能量泉源的行星。從這些領域延伸,它也對應到自我、魅力、和平與青春。太陽的顏色是黃色或金色,金屬是黃金,而它的日子,想當然爾,是星期日(Sunday)。

♂ **火星**是戰爭、衝突、正義(不是寬恕)還有欲望的行星。從這些領域延伸,它連結到了勝利、競爭、授孕,以及其他展現力量的行為。火星的顏色是紅色,金屬是鐵,它的日子是星期二,而星期二的英文(Tuesday)源於北歐戰神提爾(Tyr)。它的符號是矛。

♃ 許多方面而言,**木星**是土星的相反。人們最常借助土星把力量導向內裡,而木星的力量完全在於擴張。這是一顆成長、王者、恩典(神聖的贈禮)、健康和物質上成功的行星。從這些領域延伸,它跟金錢、生意還有命令有關。木星的顏色是藍色,金屬是錫。木星的日子是星期四,在英文中,星期四(Thursday)以北歐的雷神索爾(Thor)命名。有些人說它的符號是隻老鷹,也有些人說那是閃電或權杖。

♄ **土星**是界限、計量/線性時間、收割、控制,和所有各種限制的行星。從這裡延伸,它跟死亡、束縛、睡眠還有黑暗有關。土星的顏色是黑色,金屬是鉛。土星的符號是鐮刀。它的日子很明顯是星期六(Saturday, Saturn-day)。

行星	日子	顏色	金屬	力量
月亮	星期一	紫色	銀	潛意識、改變、欲望
水星	星期三	橘色	水銀	智能、模式、識字
金星	星期五	綠色	銅	情感、交互主體性
太陽	星期日	黃色	金	健康、自我、恩典、靈視
火星	星期二	紅色	鐵	衝突、勇氣、力量
木星	星期四	藍色	錫	王者、金錢、擴張
土星	星期六	黑色	鉛	界線、死亡、收割

月亮

從地球觀測者的角度來看，月亮最突出的特質是它的光和週期循環。一如所有發光天體，月亮跟實際意義上和隱喻上的「啟明」相關。月亮神祇通常也是智慧或知識的神祇，在有文字的文化中尤其如此，因為正是月亮教導了人類書寫。雖然那麼久遠的史前時代考古證據又稀少又難以解讀，最早能夠被歸類為書寫的紀錄，似乎是月亮曆。這樣的曆書跟我們理解的任何文書相比，都還要古老上數萬年，並且在全世界都能見到。人類從這些最早的計數符號發展出數字，然後是表示用來計算之事物的象形文字，最後形成了我們今天知道的字母書寫體系。因此，許多古代書記之神剛開始都是月神，過了很長的時間，當文書系統被發明或引進之後，才被納入祂們的司掌領域。例如埃及神托特就是這樣的月亮神祇。儘管月亮跟智慧／洞見之間的關聯在不同文化間都很常見，但並非絕對。

儘管「所有女人的月經週期都跟月亮同步」並非單純事實，但月亮週期跟月經週期之間的確有著非常重要的關係。很多學者相信，至少有部分我上面提到的那些月亮曆書跟女性生育還有女人的奧祕有著緊密的關聯。在我們的文化中，月亮的性別很清楚地幾乎總是女性，不過這並非像你可能預期的一樣普遍。例如，托特就是男性，而且就我所知跟月經也沒有關係。

◇ 月亮單方香 ◇

● 所有蒿屬植物	● 快樂鼠尾草	● 樟腦（尤其對應到黑月或新月）	● 茉莉（尤其對應到滿月）
● 大多數白花	● 薄荷	● 鳶尾根	● 大麻　　　● 八角

◇ **犄角之月薰香** Incense for the Horned Moon ◇

這道薰香本來是設計來搭配我巫團的一個許願儀式，這個儀式基於《希臘魔法紙莎草》（Greek Magical Papyri, *PGM*）*呼喚犄角之月的咒語，配方後附有給一位魔法師執行的改編版本。這道薰香搭配任何月亮相關工作都有極佳的效果，尤其是黑月、新月或盈月，或相關神祇如托特、黑卡蒂、阿提米絲，或獵神黛安娜。對喚醒感官、促進占卜入神狀態的效果特別好。

6份　艾草

6份　乳香

4份　沒藥

2份　神香草

2份　檸檬香蜂草

2份　八角

1份　玫瑰花瓣

1份　乾燥接骨木果實

以蜂蜜調和

◇ **犄角之月許願儀式** The Wishing Rite of the Horned Moon ◇

你需要

黑月的時候大約一小時的時間，月亮時（hours of the Moon）最為理想

1只大釜或荷蘭鍋，其中填入大約二英寸（約5公分）的泥土

蠟燭，放在大釜裡

大約半杯月亮薰香，配方不拘

---

* *PGM* LXX.12.

1杯重奶油（Heavy cream）

1條白色或紫色遮蓋頭部的布料

1只裝滿水的黑碗，或其他可供觀靈的表面

這道儀式在戶外、黑暗的地方執行最佳。調整你的工作空間，讓火源處在可以觸及的地方，並讓火光映照在觀靈的鏡面上。開始之前，先準備好一張清楚表述請求的祈願書。任何請求都可以，不過跟洞見、直覺、占卜、性或靈能力相關的願望尤其合適。用紫色墨水將請求寫在一張紙上，在琥珀香油中浸透，然後擠乾多餘油分，讓祈願書不再滴油。最後把祈願書摺成小三角形。

作法

◆ 把頭蓋住。

◆ 用任何方法進入魔法空間、時間和意識狀態。

◆ 點燃蠟燭，開始祝禱：

雙角的*女神，夜晚璀璨的火光，月啊！我呼喚妳；妳有一切形象與眾多的名

妳的真形是謎，無人知悉，除了那「創造之人」

他造了整個世界，包括妳的二十八個形體

一阿歐　一阿歐　一阿歐（IAO IAO IAO **）

妳的形象完成了所有形體；他們教導我們如何數算。

妳為所有造物吐出了繁盛的生命。

＊ 這個名字形容的是盈月的形狀。

＊＊「IAO」是希伯來神名「יהוה」的諾斯底變體。

妳從幽暗長為光明，從星火化成巨焰，
復又從燦爛歸隱，為黑暗讓出座席。

（在以下每個伴侶處撒一撮薰香到火焰中。）

妳的名字的第一位伴侶是寂靜，
第二是幽微爆破的聲音，
第三是嗚咽，
第四是嘶嘶蛇信，
第五是歡喜的呼喊，深沉無比，
第六是呻吟，
第七是狗吠，
第八是牛鳴，
第九是馬的嘶鳴。
第十是樂音，
第十一是呼嘯的風，
與第十二一起，妳讓風吹起，
第十三，是誘迫的聲音。
而妳聖名最後的伴侶是那
自完美流瀉的神聖諭令。
阿斯喀　卡它斯喀　誒隴　歐雷安　伊歐爾　梅迦　三尼耶爾　否般提雅
森內！
（ASKEI KATASKEI * ERON OREAN IOR MEGA SAMNYER PHOBANTIA
SEMNE!）
汪汪汪**
埃列什基伽勒***、處女、母狗、蛇、花圈、鑰匙、雙蛇杖、塔塔洛斯之女

的金鞋；我承繼了奧祕。我曾前往地下，進入達克提爾****的房間；我見
到了以下事物：

（*每說一樣事物就在火中投入一撮薰香。*）

閹牛

禿鷹

公牛

甲蟲

隼

蟹

母狗

狼

蛇

馬

母羊

蜷

綿羊

公羊

狒狒

貓

獅子

獵豹

田鼠

---

*古代極為常見的魔法咒語，「askei kataskei」就像今天的「天靈靈，地靈靈」。
**學狗吠。
***埃列什基伽勒（Ereshkigal）是蘇美的地獄之后，跟黑卡蒂還有波瑟芬妮緊密融合（syncretized）在一起。
**** the Dactyls，偉大母親皇庭裡某種鐵匠魔法師祭司。

鹿

化形者

處女

火炬

閃電

花環

雙蛇杖

孩子

鑰匙

我已訴說了妳的祕密之名與象徵，所以聆聽我的聲音！聆聽我的禱告，整個世界的女主人，來吧，速速臨近！

噢，定行者，噢，強大者，噢，群巫與諸願之后，請妳諦聽：

（將祈願書投入火中。）

阿非波誒歐　敏忒爾　噢喀歐　皮冊飛多爾　坎拓爾　卡德羅佐　默克提翁

艾歐特努　非爾從　艾因德斯

拉喀波歐　彼多

麗芙塔梅爾　呲魔魔口蕾伊雷　提耶德蘭提雅　歐伊所佐喀貝多弗拉

（AFEIBOĒŌ MINTĒR OXAŌ PIZEFYDŌR XANTHAR XADĒROZO
MOXTHION EOTNEU FĒRZON AINDĒS
LAXABOŌ PITTƠ
RIFTHAMER ZMOMOXŌLEIE TIĒDRANTEIA OISOZOXABĒDŌFRA）

◆ 現在蓋上頭巾，讓視野中除了黑碗別無他物。凝視水面，接收女神帶來的異象。結束跟女神的對話後，用頭巾覆蓋黑碗，然後回到俗世的時間、空間與意識狀態。

水星

　　水星是太陽系中最小、最內圈的行星，它的移動速度非常快，每八十八天便完整繞行太陽一圈。水星因其迅捷經常跟旅行神祇結合，例如羅馬的墨丘利（Mercury）、希臘的赫密士，還有巴比倫的納布（Nabu）。此外，它也跟許多其他神祇融為一體。例如，水星在古希臘經常被認為是兩個不同的天體，一個在早晨出現，屬於阿波羅；另一個在晚間出現，屬於赫密士。在史前時代，大多數的人一生都不會旅行到太遠的地方。會那麼做的人，通常是信使、說書人、翻譯和商人。於是這些活動自然而然就落入了水星的管轄範圍。除此之外，所有透過機智完成的活動，包括念書、數學、高速談話、賭博、詐騙、魔術、法術、與神靈溝通、靈魂旅行，還有所有類型的航行，無論是實際上的或隱喻的，都屬於水星的領域。

　　水星沒有單一的顏色對應，深紫色、亮橘色、所有尼紅色、蛋白石的虹色都對應到這顆行星。

　　8、23、64、88、260這幾個數字是水星特別的神聖數字，另外還有10100（googol）、(1±√5)/2（經常被稱為「黃金比例」）和0。事實上，一切的數字，還有數字這個概念本身，都屬於水星。

◇ 水星單方香 ◇

　　由於水星身為旅人／商人的角色，任何歷史上曾是貿易貨品的薰香都是很好的祭品，尤其是在旅行途中購買的。希俄斯洋乳香、蘇合香和琥珀香油，乳香亦然。檀香、檸檬草、茴芹、茴香、肉豆蔻、丁香、馬鬱蘭和番紅花等，都是水星的經典神聖植物。很多人也會在這裡加上薰衣草。我個人喜歡把菸草歸

給水星，但很多人把它跟火星連結在一起。

這道薰香供香原來是為了獻給快銀之王赫密士而設計的，快銀之王赫密士是赫密士的現代化身，我跟他在口才、機智、魅力和唬爛的天分等相關工作上合作。這道薰香獻給任何水星國度的神靈都極為合適，用於營造氣氛也很棒，適合任何需要動腦的活動，包括寫作、數學跟教學；也可以磨成細粉，浸泡在油裡。特別是用在市場相關的魔法時，這道薰香是很棒的選擇，不管是賣家、買家、會計或竊賊都可以使用。

◇ 水星薰香配方 ◇

8份　乳香或其他樹脂，帶來天界的頻率，還有跟旅行與貿易的關聯

4份　雪松或其他芳香木料，集中心神、轉化欲望、召喚豐滿、富裕、溫暖的感覺

2份　丁香，帶來和諧、純潔，尤其是好運

2份　肉豆蔻，開啟靈能感官

1份　肉桂或玉桂，加快事物移動的速度

以蜂蜜調和

每次燃燒時加入1根番紅花絲

金星

金星是最廣義的愛之星球，這顆行星掌控著所有讓人類彼此結合的力量：戀愛、家庭、社群和身心合一。金星的魔法是最能夠廣泛施用也最實用的魔法之一。每當你想要讓人喜歡你，不管這個人是老闆還是鄰居、岳母或可能的情人，金星國度的神靈就是你需要找的對象。如果在處理複雜的社會關係時需要幫助，誘惑編織者、迷人的維納斯就是你最棒的盟友。所有人類之間的社會交互關係都是金星的領域。不過金星還有更多內涵，它也是生殖的力量，從生命中帶出生命。

　　維納斯是綠之大女神。「維納斯」這個名字最早見於羅馬人之前的古拉丁節慶「Vinalia Rustica」，眾人在八月底慶祝葡萄和花園的熟成。這個節慶最初是為了獻給維納斯・歐柏瑟琪雅（Venus Obsequia）——滿是恩典而慷慨的維納斯。隨著拉丁文化逐漸成為羅馬文化，該節慶也被轉獻給朱比特（Jupiter）。同樣地，我們文化對維納斯的理解也被交到了男大族長手中。我們今日所知道的維納斯，已經大大地受到矮化了。

　　維納斯是教導我們照料花園的女神，祂教導了我們種子跟植物之間的關係。維納斯是豐饒的女神：花園和果園、田地、家畜、母親，還有群體豐產的生命力。維納斯是氾濫的生命之綠——靈魂本質上的「生命性」（life-ness）與「綠力」（viriditas）。聖女希爾德格（Hildegard von Bingen）說：「有個從古至今永恆存在的力量，這份力量和潛能就是『綠』！」

　　因為金星繞著我們跟太陽旋轉，所以從地球並不總能看見它。它常常在地平線的一端消失，又從另一端再次出現。因此，有些文化將它視為兩個分別的存在：晚星與晨星。不過，到了書寫已經在美索不達米亞地區廣為散布時，我們已有足夠的紀錄可以判斷當時人們已經知道這兩者為同一天體了。在該地，金星有眾多名字：伊南娜（Inanna）、寧西安娜（Ninsi'anna）、明亮之女、天上閃耀之人、紅天之女、天與地的聖皇后等。多數西方文化（包含我們的文化）至少部分承繼了美索不達米亞對金星的理解，花時間學習他們的神話和名字非常值得。

　　其中我最喜歡的文本是「Nin Me Šara」，或稱為「女神頌揚」，是最為古老的人類神聖文本之一。烏爾（Ur）的女祭司、阿卡德的薩爾貢（Sargon of Akkad）之女——安海度亞娜（Enheduanna）在西元前二十三世紀寫了這篇讚歌。伊絲塔在讚歌裡是愛與戰爭的女神，強大而有重要的政治意義，被賦予了很高的地位。

　　金星的符號通常被理解為手持鏡，如今已經成為女性的象徵。在古代世界，鏡子通常以銅金屬製成，也就是金星的金屬。古希臘的銅大多來自於賽普勒斯——阿芙蘿黛蒂的島嶼，她也跟金星連結在一起。事實上，英文的銅（copper）跟賽普勒斯——銅島（Cyprus）這個名字有著非常緊密的關聯。這個符

號也跟美索不達米亞王權的杖與環符號有關，杖與環的符號經常由伊南娜或其他美索不達米亞的金星女神所持有。在埃及，同樣的符號被稱為「申環」(shen ring)，象徵永恆的守護。它也可能跟所謂的伊西斯之結有所關聯。伊西斯之結又名「tyet」，很多人認為它代表棉條，也有人認為它可能是叉鈴 (sistrum) 或項鍊。

在赫密士系統中，金星的數字是七，它的日子是星期五。這位女神跟獅子、鴿子、狼和孔雀連繫在一起。如前所述，它的金屬是銅，寶石是翡翠。最常對應到金星的天使是漢尼爾 (Anael, לאינה)，祂的名字表示「神的喜悅」，有時也拼作「Haniel」。

◇ 金星單方香 ◇

玫瑰、巖愛草、檀香、香草、大多數的水果 (尤其水分豐富的水果)、大多數的花朵 (尤其是紅花)，以及大多數的女性香水，這些都是給金星和相關神靈的絕佳祭禮。

◇ 金星神靈供香 ◇

除了作供香使用，這道薰香也可以用來營造愛的氛圍。我很喜歡用它來幫珠寶首飾過香加持，帶來魅力和美麗。

3份　玫瑰花瓣 (情人之間互相贈送的玫瑰極為適合；就這個咒法而言我喜歡使用紅色)

3份　松脂或其他樹脂 (希俄斯洋乳香尤佳)

2份　巖愛草，喚醒它「屬於厄洛斯／愛的」的身分

1份　橙皮

以蜂蜜調和

　　如果把所有材料都磨得很細並加入足夠的蜂蜜調成膏狀，便是極好的美顏面膜。如果把樹脂換成奶粉和／或鹽，也能製成美好的藥浴。記得把藥草磨得非常細，或放在麻袋裡使用，否則會把浴缸弄得很髒亂。

太陽

　　太陽是我們太陽系的正中心，古典七大行星繞行的軸心。它立於內部那些更加個人的行星——月亮、水星和金星，以及外部／公眾的行星——火星、木星和土星兩方的疆界之上。同樣地，太陽運作的地方，就是我們內在私密的自我跟外在群體世界接觸的部分。太陽主掌我們的身分認同。太陽是地球上幾乎所有能量的源頭。陽光帶來光明、溫暖、療癒，同時也能消毒、炙烤、灼燙。天上世界的太陽神靈族繁不及備載，所以我只會選幾個我最愛的為例子，讓你感覺祂們的多重風貌。閱讀時，試著注意一個文化的太陽神如何受到天氣的影響。在寒冷的氣候下，太陽通常全然慈愛，相關神靈的儀式也偏向呼喚祂們。另一方面而言，沙漠的太陽神往往更充滿憤怒，相關的儀式目的也是祈禳消災，安撫祂更具有破壞性的力量。

　　海利歐斯（Helios）是希臘的太陽神，如同祂的姐妹塞勒涅（Selene，月亮）和厄俄斯（Eos，拂曉）一樣都是泰坦女神歐律法厄薩（Titaness Euryphaessa）和巨神海柏利昂（Hyperion）的孩子。海柏利昂和海利歐斯經常被合為一體，難以區分。儘管在希臘的史前時代，太陽崇拜似乎廣為傳布，但在希臘古典時期，對海利歐斯的信仰卻不廣泛。祂當時的信仰中心是羅德斯島，祂是當地重要的導師神祇，其神像羅德斯島巨神像（Colossus of Rhodes）曾是世界奇觀之一。在古典晚期，祂又再一次找回榮耀，一部分的原因是因為祂跟羅馬太陽神（Sol）結合。祂最常被描繪成年輕俊美的男人，戴著金色皇冠，駕著太陽。

　　海利歐斯是《希臘魔法紙莎草》當中的要角，祂是其中強大的力量之一，亦是所有生命的源泉。例如，在 *PGM* IV 1596-1715 如此描寫祂：

    ……最偉大的神、永恆的主、世界的統治者，祂在世界之上也在世界之下；海的強大統治者，黎明東升，為整個世界帶來光耀，沉降於西方。來到我身旁吧！祢自四方升起，慈愛而好運的阿伽忒俄斯（Agathos Daimon，「好神靈」）啊！於祢，諸天是前行的路徑……當祢散布光明，大地繁盛蓊鬱；當祢開懷大笑，植物開花結果；當祢允許，動物產下幼仔……閃耀的海利歐斯，天上宏偉之最，將光賜予全世界。祢是那巨蛇、眾神的領袖，掌控著埃及的起始與世界的終結……

    迦南地的太陽女神拾梅什（Shemesh，又稱為沙帕什〔Shapash〕）是埃爾神（El）和亞舍拉（Asherah）的女兒。祂被稱為眾神的火炬，或神聖啟明者。祂是信使也是引路人，在很多方面都跟持燈者黑卡蒂（Hekate Dadophoros）很相似。就像其他的太陽神祇一樣，祂是全視之眼，祂的目光見證了地上發生的一切。在某個故事裡，祂跟姐妹阿納特（Anat）前往地下世界拯救阿納特的丈夫巴力（Baal）。抵達那裡後，阿納特哭出了一條河，拾梅什將之舔拭一乾而陷入迷醉和狂怒，在地上放出了乾旱和殘殺的熱。祂最愛的祭品有氣泡酒和月桂葉花環等等。

    烏列爾（לאוריאל）是太陽的司掌天使，祂的名字代表「神之光」。多數學者同意有名字的天使這項傳統大約是在巴比倫之囚期間進入猶太文化中，就烏列爾一例，這是幾乎可以肯定的事實。烏列爾通常被視為男性，不過有時候也被描繪為女性。祂們是智天使（cherub，長有人頭的有翼獅），然而祂們在現代幾乎都被描繪成人類的形象，或有翅膀的人形。聖像畫裡祂們經常手持書或卷軸，象徵了啟蒙、啟明和智慧的贈禮。祂們也持著烈火之劍，守衛著樂園的北門。烏列爾對人類有著偌大的愛，可以在天庭呼喚祂為我們作證。是祂們警告了挪亞洪水臨近。

    烏列爾與其下屬皆是逾越節的天使，為埃及人帶來了死亡，而有在門上塗羔羊血的希伯來人則存活了下來。祂們的日子是星期天，詩歌是祂們最愛的祭禮。

◇ 太陽單方香 ◇

● 雪松	● 苜蓿	● 檸檬草	● 番紅花	● 迷迭香
● 肉桂	● 丁香	● 柑橘	● 蜂蜜	● 萬用太陽薰香

　　這道薰香是獻給所有太陽神靈的絕佳祭品，放在金色硬幣上燃燒尤佳。當作祭品使用時，我強烈建議把硬幣直接捐贈給有需要的人。

　　它也非常適合療癒和溫柔安撫哀傷或其他創傷的工作。它是輕度的驅逐香，適合用來驅散迷茫的沉鬱氣息，尤其是當房間充滿哀傷或憂鬱的能量時更是如此。它可以讓空間充滿溫暖和喜悅，因此可以在家族聚會的時候燃燒。這個配方也可以做成冷泡茶，可以單獨飲用，或跟香料茶或紅茶混合。以冷水浸泡隔夜，不要用熱水沖，不然乳香會帶來黏糊糊的災難。

5份　乳香，帶來太陽的力量

3份　柑橘皮，帶來光和明亮（能加入愈多種類愈好）

2份　肉桂碎片，帶來溫暖、舒適、家的感覺

1份　檸檬香蜂草，讓整個配方帶有綠意、賜予生命，但不憤怒

以蜂蜜調和

火星

　　火星，又稱為紅星，之所以是紅色是因為它的表面覆蓋著氧化鐵（鏽）。在我們太陽系的所有行星中，火星在許多方面都是最像地球的行星。英語中，火星以羅馬的戰爭之神命名*，跟「武（力的）」（martial）和「軍隊（的）」（military）有著相同字根。火星的日子是星期二，顏色是紅色；它的象徵是矛和盾，跟狼、熊，還有牛隻與馬有特殊連結。

　　這顆行星跟所有武力和有男子氣概的事物有關。它是男性原理，象徵物理上的力量、精神上的紀律，還有靈性上的勇氣。火星的能量非常男性、強大而直接。火星能幫助你守護自己和證明自己。所有的雄心壯志都屬於它。火星就是眷顧大膽之人的那份幸運**。瑪爾斯在我們的文化中名聲不好，就像我們習

慣把維納斯描繪成胸大無腦的美女，瑪爾斯也常被塑造成野蠻的粗人形象。這兩幅不公正的嘲諷塗鴉反映出了有毒的父權宰制。檢視自己的信念，根除這些想法吧！我們文化中諸多對瑪爾斯的抹黑是從古典時期的雅典繼承而來的，當時阿瑞斯（Ares，瑪爾斯的希臘對應神祇）是敵軍斯巴達的主神。你聽過的幾乎所有提到阿瑞斯（或瑪爾斯）的希臘故事，至少都有一部分是雅典的政治宣傳。

火星魔法可以幫助你獲得鋼鐵般的身心，為戰鬥做好準備，也能幫助你在混亂中找到平靜。面試前可以用它提升信心，以及獲得強大可靠的防禦。火星的幫助對吸引男性性伴侶或強化男人自身的性感都有極佳的效力。火星的武力很有保護性，並且照顧群體——它是為了守衛家園、部族和土地而戰鬥的。火星守衛著農地的疆界，防止荒野再次侵吞文明。火星也很擅長正義相關工作。

如果即時需要火星的防護，便快速重複「Mars, Māvors, macte esto」（瑪爾斯，瑪沃爾斯，馬克帝，誒斯托），想像鐵柵欄圍繞著你。

柵欄上有穿著閃亮盔甲的黑影士兵，他們就像超人穿的紅披風在你身後飄揚。他們騰舞、跳躍，從一根欄杆跳到另一根，用矛敲擊閃亮的盾，跳著戰士之舞。想像他們順時針跳著戰舞，也想像他們逆時針跳；也實驗看看有幾個士兵，我喜歡五個。

◇ 火星單方香 ◇

● 龍血	● 松樹	● 羅勒	● 苦艾
● 眾香子	● 菸草	● 火星供香	

這道薰香是獻給所有火星神靈的絕佳祭禮。可以吸入香煙來呼喚火星神祇和祂們的勇猛，為戰鬥鍛造你的勇氣。健身的時候也很適合使用，混合百里香、山楂和鹽，就是很棒的運動後藥浴。

＊譯注：兩者都是「Mars」，即瑪爾斯。
＊＊譯注：來自英諺「fortune favors the bold」，意即「好運眷顧大膽之人」。

2份　樹脂（龍血加上沒藥尤其適合）

1份　苦艾

1份　百里香

1份　山楂

1份　菸草

木星

　　木星是行星中最巨大的一顆，它比所有行星加起來還要大上兩倍。我常常聽到有人說它幾乎大到足以成為第二個太陽，不過事實並不是那樣。木星不到太陽的千分之一，大約是最小的恆星的七十五分之一。即便如此，木星有輻射熱並且在逐漸縮小；大陸大小的氣雲和風暴覆蓋著它的表面，洶湧翻騰。

　　在占星術裡，木星被稱為大慈善者（Greater Beneficent）和帶來奇蹟之人。它的力量大致上是擴張，讓田地、銀行帳戶、王國和影響力成長。木星可以幫助你成為更好的父親、領袖或法官，它也可以幫你讓這些人站在你的陣線。

　　木星的英文名取自羅馬神朱比特（Jupiter）。有一群神祇的名字都衍生自印歐語的「*Dyēu-pəter」（天空父親、父神），朱比特就是其中之一；祂的希臘化身——天父宙斯（Zeus Pater）也是一個例子。這位神祇非常複雜，有著眾多面向。祂是領導和父親的神，但也是帝國和父權的神。祂是眾神之王，揮舞閃電，那是祂的權柄也是武器。祂跟老鷹、公牛、橡樹、閃電和山都有特別的關聯。木星有一樣又好又簡單的信物，那就是有喬治・華盛頓（我們的父親－國王）頭像的老式二十五美分，而硬幣的另一面是老鷹。

◇ 木星單方香 ◇

● 乳香	● 雷劈橡木	● 雪松	● 松樹（樹脂或松針，或都使用）
● 丁香	● 神香草	● 迷迭香	

◇ 慈愛王者薰香 ◇

這道薰香是獻給木星所有神靈的絕佳供香，也可以用於大多數木星術法。包括下面的咒法，都是為了穩固富有又／或有權勢的贊助者支持而設計的。

5份　乳香或另一種樹脂

2份　圓柏或其他針葉

1份　雪松或其他芳香木料

1份　迷迭香

1份　丁香

◇ 獲得富有的贊助者 ◇

這個魔法在上弦月的星期四木星時執行最佳，但也可以在任何時候執行，然後再在適合的時候加持。這個咒法的目的是吸引某位富有又有權勢之人的注意、幫助和贊助。雖然這能夠讓整件事更容易，但還是需要用一般的努力來完成目標。

你需要

1張卡板紙或另一種厚紙

1只碗或其他用來畫圓的東西

剪刀

1支筆

對你想要吸引之贊助者的描述（可以用名字和／或照片來對特定的人施法；如果沒有特定對象，也可以寫下理想贊助者的特質）

6枚二十五美分或其他硬幣

炭塊和點燃它的方式

$1/4$杯木星薰香

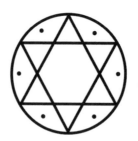

所羅門王的封印

作法

- ◆ 在卡板紙上畫一個圓並剪下來。

- ◆ 在圓紙的一面寫下你想要的贊助者特質，轉九十度，在描述上寫下自己的名字，讓文字糾纏在一起。

- ◆ 在圓紙的另一面畫出所羅門王的封印，跟上面的附圖一樣。

- ◆ 在中央的六邊形內畫上木星的符號。

- ◆ 仔細地把硬幣疊放在木星符號上，然後放上點燃的炭塊。

- ◆ 把少量的薰香餵給炭塊，同時……

- ◆ 詳細告訴薰香你的願望，確切描述你想要的結果。

- ◆ 炭塊完全燒盡後，取回你畫好的護符並燒成灰。

- ◆ 把灰燼跟剩下的薰香混合，每個星期四燃燒薰香，連續四週。

土星

　　土星是我最喜歡的古典行星。它是最遙遠的行星，已知世界的邊界，也是一個地方和另一個地方的閾限空間。土星，一如它的名字「Saturn」暗示的，是種滿足（satiated）。土星是死，也是解放。在任何牽涉到限制或承載事物的工作中，土星都是非常有用處的魔法盟友。在英文裡，土星以羅馬農神命名，祂是

黃金時代的王、鐮刀之主，祂用鐮刀帶來莊稼，也用同樣的工具閹割了祂暴虐的父親。祂是農業之神，也是文明、良好的秩序、社會契約和老年的神。在古典晚期的綜攝時代，以色列的神也被視為土星的面孔之一，而對土星的恐懼以及反猶太主義深植西方文化；這使得土星成為對抗歧視的絕佳盟友，有助於約束和限制反猶太主義、白人至上主義，還有法西斯主義的眾多型態。

◇ 土星單方香 ◇

●沒藥	●佛手柑	●絲柏	●百里香

◇ 土星供香 ◇

6份　沒藥

6份　艾草

2份　百里香

2份　接骨木果實

1份　大麻（非必要）

◇ 薩圖恩努斯的神諭 *An Oracle of Saturn* ◇

靈感來自 *PGM* IV 3086-3124

你需要

鹽研磨罐

1面鏡子

土星薰香，磨成細粉並加入橄欖油調成稀泥狀

土星薰香，加入蜂蜜（為了燒出更多的煙）

作法

◆ 用油和薰香泥在眉心畫上土星的符號。

◆ 在鏡子上畫上同樣的符號，占滿鏡子大部分面積。

◆ 點燃薰香，放置在自己跟鏡子之間。

◆ 從高處慢慢研磨鹽，使其落入薰香中。

◆ 同時大聲說：

偉大神聖者，我呼喚你！你造了萬物居住的整個世界；你被自己的兒子屠殺；海利歐斯以堅不可摧的鐐銬束縛了你。你，雌雄同體！你，雷霆的父親！你將整片大地固著在這裡。

阿伊誒　歐伊　派達利斯　弗雷諾忒黑多
史提伽爾德　三克雷翁　葛內克羅娜
闊伊拉普賽　克里德烏　塔朗尼亞　歐或塔　阿內德一

（AIE OI PAIDALIS PHRENOTEICHEIDO
STYGARDE SANKLEON GENECHRONA
KOIRAPSAI KERIDEU THALAMNIA OCHOTA ANEDEI）

來吧，主啊，神啊！告訴我關於＿＿＿＿＿＿＿＿＿＿＿的一切！
沒有人，除了克洛諾斯，除了他沒有人可以前來。
以那些起義者之名，這是我的命令！以強大的宙斯之名！

派多利斯　邁諾利斯　邁諾利烏斯
屈多布理斯　可德里烏斯　安曲利烏斯　坎多幕里斯

（PAIDOLIS MAINOLIS MAINOLIEUS
KYDOBRIS KODERIEUS ANKYRIEUS XANTOMOULIS）

◆ 讓視線失焦，透過煙霧凝視鏡子。前後搖晃，讓臉進出煙霧。說方
  言、深深吸氣、放手，直到你感覺到神浮現並開始回答你的問題。
◆ 結束後說：

阿奈雅　歐或塔　塔朗尼亞　克里德烏　闊伊拉普西　葛內克羅娜
三內雷翁　史提伽爾德　赫雷多　弗萊因羅誅　派多利斯　一阿艾爾

（ANAEA OCHETA THALAMNIA KERIDEU KOIRAPSI GENECHRONA
SANELON STYGARDES CHLEIDO PHRAINLOE PAIDOLIS IAEL）

再會，世界之主，走在前方的父，回到你在宇宙中的居所，屨足安平。願
你滿是恩寵，主啊！

◆ 另一種作法是，在睡前進行同樣的操作，不透過鏡子而是在夢裡接
  收神諭。

獻給外部黑暗之門守護者的供香

　　關於宇宙應該是什麼形狀，有一個看似奇怪，但一放下人類的認知其實就
很容易理解的現象：那就是天上世界的高處區域跟地下世界的深處地區彼此很
難區分。也就是說，只要距離中土世界、人類的「原生棲地」夠遠，要感知到任
何事物就會愈來愈難。最後，剩下的只有黑暗。宇宙並非線性，只是居住在人

類身體中的經驗讓你以為「上」跟「下」根本上無法相容。在地球之外的遙遠地方，事物存在的方式超出了人類能夠理解的尺度。那是宇宙創造的原初湯，可能性的複雜性的大混沌（the Tohu wa Bohu），一切從那裡浮現，也回歸於那裡。

1份　乳香

3份　圓柏

1份　薄荷

1份　百里香

給特定神靈的供香

延續上一章討論過的三個世界，因為幾乎所有神靈都至少居住在三個世界中的其中之一，現在我們可以用那些配方作為基礎進行延伸，透過改編或混合來創造給特定神靈的標誌薰香。這一章有好幾個不同的例子，示範了設計專屬配方的不同方法。我選擇的例子單純是我最喜歡的神靈，鼓勵你為你最親愛的神靈創造自己的薰香配方。

黑卡蒂：群巫之后

黑卡蒂是魔法和道路的女神、鬼魂和十字路口的女神。身為術法和啟蒙儀式（initiation）的女神，所有過渡的空間都屬於祂；祂是每一個奧祕的守門者。黑卡蒂的信仰遍布整個古典世界，祂的神龕和雕像被安置在門廊、城市和神殿的大門旁，以及個人住家的門邊。除了擔任實際門路守衛的角色，黑卡蒂也是我們的世界和「其他地方」之間門檻的女神。在古典或現代的神話裡，毫無疑問，黑卡蒂都是所有嘗試在不同世界之間旅行者的啟蒙者（initiator）。黑卡蒂是群巫之后，祂教導那些尋求祂智慧的人魔法。這就是我嘗試在這道薰香中捕捉的角色：啟蒙者和守門者黑卡蒂。

3份　艾草，帶來與阿提米絲、月亮、死靈術和巫術的關聯

2份　巖愛草，帶來它幫助入神還有時間旅行的能力

3份　乳香，象徵黑卡蒂星光編成的光耀冠冕

1份　希俄斯洋乳香，象徵年輕的輕盈，以及碧藍愛琴海的深邃

以大麻「調味」

以蜂蜜調和

　　這道薰香是獻給黑卡蒂的絕佳祭禮，也很適合跟巫術有關聯的其他神靈。它帶有輕微的入神效果，是搭配幾乎所有巫術的好選擇，尤其是與月亮或土星相關的工作。一如往常，在混合材料前應該一一喚醒它們的力量，完成後再祝福整個薰香。我喜歡使用下面的儀式來祝福這道薰香，儀式改編自 *PGM* IV 2708-2784，新月時執行最佳。

　　噢，有著無數名字的黑卡蒂啊！噢，處女、柯列[＊]、女神啊！來吧，我請
　　求祢！噢，門界的守護者和庇護，波瑟芬妮；
　　噢，三頭女神，祢行於火上；
　　牛眼的布歐厄弗爾貝（BOUORPHORBÊ）！
　　潘弗爾巴
　　弗爾巴拉
　　阿克提歐非
　　艾列失奇迦
　　涅布托所阿列特，立於門邊；
　　（PANPHORBA
　　PHORBARA
　　AKTIÔPHI
　　ERESCHIGAL
　　NEBOUTOSOUALÊTH）
　　琵琵蕾蝶蝶佐（PYPYLÊDEDEZÔ）與破門者；
　　來吧，熾焰之諫的黑卡蒂啊！我呼喚祢，聆聽我神聖的頌唱！
　　馬斯喀里　馬斯喀洛
　　伏努坎塔巴歐忒
　　（MASKELLI MASKELLÔ

＊ 希臘文的「少女」或「沒有小孩的成年女子」。這是許多女神的頭銜，特別是波瑟芬妮。

PHNOUKENTABAÔTH）

歐雷歐巴薩格拉（OREOBAZAGRA），你從地裡迸發

歐雷歐佩嘉尼克斯　莫爾莫隆　托庫姆拜！

（OREOPÊGANYX MORMORON TOKOUMBAI）

黑卡蒂啊！以祢滿是力量的古老名諱，我呼喚祢！來到我身旁，與我對話，並請祝福祢的聖香。

《希臘魔法紙莎草》的作者與老師

你現在一定已經發現了，我特別喜歡的一部古代咒語書是《希臘魔法紙莎草》，又稱為 PGM。其中文本寫於古典晚期的埃及希臘語區，時間大致上介於西元前二〇〇年到西元四〇〇年間，並由漢斯・戴特・貝茲為首的一群芝加哥大學學者譯為英語。PGM 當中的魔法並不是在古典晚期被蒐集在一起的，它們只是一套龐大且很大程度上未知的文獻集合之切片，是許多世紀以來基督教和伊斯蘭銷毀魔法文獻活動下的寥寥生還者。

細讀這套文集可以清楚明白，其中內容的作者各異，他們有著許多不同的背景。有些似乎接受過良好的教育，是埃及祭司階層的特權成員，他們首要關注的是玄學和靈性的擢升。有些則似乎是村落的職業巫師，他們為自己的社群施展以結果為導向的魔法。其中有些人使用希臘神名，有些用埃及神名，有些用希伯來神名，還有一些是無法辨識的神名。大多作者都把這些聖名混合使用。我自己研讀 PGM 時，會想要感謝這群發明、撰寫、教導、保存這些咒法的人，也想在魔法工作中尋求他們的幫助。因此我為他們做了這道薰香。

PGM 裡提到許多不同種類的薰香：乳香、玫瑰、天芥菜、沒藥、桃金孃、蘇合香、月桂、睡蓮、甘松、肉桂、番紅花等，還有許多其他植物。此外，文本也提供了若干不同的薰香配方。我們已經知道了幾個來自 PGM 中融合文化的傳統薰香配方，尤其是奇緋和克托列特。所以我想要加入多種相關的材料跟香

氣，不過，我並不想要用來執行 PGM 魔法的薰香；我想要的不是用來祭拜書中神靈的薰香，而是獻給書寫、執行、教導這套魔法之人的薰香。因此，我以偉大死者供香為基礎開始發展。

丁香在 PGM 裡並不常見，比較常使用的是肉桂，所以我首先做出了這項調整。接著我加入了一些苦艾，因為它有助於跟死者溝通、強化召喚的效果。PGM 的作者是比較模糊的群體，沒有很多人記得，所以他們比有名的偉大死者還需要更多幫助。因為同樣的理由，也因為沒藥在 PGM 裡是如此強大的神靈，我把一半的乳香換成了沒藥。不過我也不希望整個配方的調性因為苦艾跟沒藥變得太過黑暗，所以我加入了一些明亮、陽光的月桂。月桂不只能平衡其中的地下世界元素，它在希臘和埃及也曾被用於靈視工作。試做了幾次之後，以下是我最喜歡的比例；但跟之前討論過的一樣，每次調配的最佳比例都會有差異，因為天然材料每次採收的品質都不一樣。

3份　乳香

3份　沒藥

2份　雪松

1份　肉桂

1份　月桂

1份　玫瑰

1份　巖愛草

以蜂蜜調和

魔導王所羅門

所羅門王是《聖經》中我最愛的偉大死者。他是我的部族祖先也是我親愛的老師。大衛之子所羅門是猶太神話－歷史中很重要的人物，如果你對他不熟悉，可以多加研究。不只猶太人，穆斯林、基督徒和近東地區的異教徒也把他視為智慧和魔法的化身。他建造了耶路撒冷的大聖殿，收服了無主的巨靈；他

會說所有動物的語言，寫了許多魔導書。他就是魔導王這個原型。

我用這道薰香呼喚所羅門王，作為所謂的所羅門魔法的前置作業。我也在夢裡向他尋求智慧。這道薰香不是在所羅門王神殿裡供奉名為克托列特的香，本書最後一章可以找到克托列特的配方。

所羅門王供香

3份　乳香，象徵王權和俗世的力量

2份　沒藥，象徵地下世界與在死者之中的力量

1份　雪松，象徵大聖殿的宏偉梁柱、世界樹阿舍拉（Ashera）

1份　雪松松針，象徵給予梁柱力量的樹上，松針間風的溫柔

1份　肉桂，帶來富裕又昂貴的香味還有溫暖

1份　玫瑰花瓣，象徵愛與美，還有雍容華貴

所羅門王召喚禱詞

這首召喚所羅門王的禱詞很適合當成準備工作，在進行任何所羅門魔法之前使用。如同大多預備禱詞，它被設計來讓魔法師能夠以所喚力量的名義——在這裡就是所羅門王——說話、施展魔法。

下面有兩個版本。第一個版本是給猶太人、衣索比亞人，以及其他跟所羅門有親緣關係的人使用。另一個版本是給跟他沒有血緣關係的人使用。我之所以這麼做是為了給你例子，讓你知道在跟自己的部族先祖或更普遍的偉大死者或民間英雄互動時，怎麼設計儀式。可以特別注意，第一個版本中，所羅門王被視為祖先，術者宣告所羅門王的權柄是可以被繼承的。第二個版本中，我們將他視為宗教人物，汲取他的力量，並透過強調我們自身跟所羅門王之間靈性上的相似處建立親密的連結。兩首禱詞大致上都跟「עץ חיים」（Etz Chaim）——或者稱為生命之樹——平行。第一個版本相對直接地從底部往上攀升，並稍微以《Pardes Rimonim》為藍本——十六世紀的卡巴拉學者摩什·柯羅多未羅（Moshe Cordovero）撰寫的經典文本。

第二個版本出自十九世紀基督教魔法師艾里法斯・李維 (Éliphas Lévi) 的《高魔法信條與儀軌》(*Dogme et rituel de la haute magie*)，並經過些微調整。

◇ 版本一 ◇

我是〔名字〕，亞伯拉罕一脈的繼承人，所羅門王的血親。我的血是他的血，他的王國亦屬我。我呼喚所羅門，巨靈之主、聖殿建造人；我呼喚所羅門，魔法師與王。

我是〔名字〕，以撒一脈的繼承人，所羅門王的血親。我的血是他的血，他的根基亦屬我。我呼喚所羅門，巨靈之主、聖殿建造人；我呼喚所羅門，魔法師與王。

我是〔名字〕，雅各一家的繼承人，所羅門王的血親。我的血是他的血，他的光耀亦屬我。我呼喚所羅門，巨靈之主、聖殿建造人；我呼喚所羅門，魔法師與王。

我是〔名字〕，利亞母親的孩子，所羅門王的血親。我的血是她的血，她的勝利亦屬我。我呼喚所羅門，巨靈之主、聖殿建造人；我呼喚所羅門，魔法師與王。

我是〔名字〕，拉結母親的孩子，所羅門王的血親。我的血是她的血，她的美亦屬我。我呼喚所羅門，巨靈之主、聖殿建造人；我呼喚所羅門，魔法師與王。

我是〔名字〕，利百加一脈的繼承人，所羅門王的血親。我的血是祂的血，祂的力量亦屬我。我呼喚所羅門，巨靈之主、聖殿建造人；我呼喚所羅門，魔法師與王。

我是〔名字〕，撒拉一脈的繼承人，所羅門王的血親。我的血是祂的血，祂的榮耀亦屬我。我呼喚所羅門，巨靈之主、聖殿建造人；我呼喚所羅門，魔法師與王。

一次又一次重複「我呼喚所羅門，巨靈之主、聖殿建造人；我呼喚所羅門，魔法師與王」，不斷加快速度、增加音量，直到感覺到力量升起，有信心以魔導王所羅門的名義與完整的權威號令神靈。

◇ 版本二 ◇

一如所羅門王，王國的力量在我手中與腳下。

一如所羅門王，榮耀與永恆的守在我肩上，引領我行走在勝利的道路上。

一如所羅門王，在憐憫與正義中，我找到生命的平衡。

一如所羅門王，聰慧與智慧是我的冠冕。

王國的諸靈，引領我穿過支撐著整座聖殿的兩根門柱之間。

勝利和光耀的天使，建築我於那名為「根基」的方石之上。

諸天使，我進行這項功業的此刻與我同在，作為我的力量與愛，我在戰鬥中的同袍。

聖神的造物，呼喊、訴說、吼叫、咆哮吧！

神聖，神聖，神聖！

所羅門王，天使與魔鬼還有一切他所察視的主人，我以你的名言說的此刻與我同在！

薩基爾，紫焰的天使

薩基爾（Tzadkiel）——薩德克（Tzedek）的天使——是最常跟木星連結在一起的大天使。祂是哈什馬林或又稱為主天使（Hasmallim or Dominions）軍團的領袖。「tzedek」這個字在希伯來文裡是「正義之人」或「聖者」的意思，也是正義的王者木星之名。薩德卡（Tzedekah, הקדצ）是猶太玄祕主義裡的重要概念，無法用任何單一的英文詞彙捕捉。

這個概念經常被譯為「憐憫」或「慈善」，不過幾乎沒有一個人真的覺得這是好的翻譯。在大多數脈絡中，這個詞所表示的更像「正義」或「公正」，不過就連這兩個詞都無法捕捉它的完整意涵。我喜歡把薩德卡廣義理解為「正確的行為」、「與萬物和諧一致的行為」。傳說亞伯拉罕要對被綑綁起來的以撒下手時，抓住他的手制止他的天使就是薩基爾。祂有時候也被稱為紫焰的天使，有著這個名字的祂向我們傳達的訊息是：我們所有人都被召喚加入持續進行著的創造工作。以下是呼喚薩基爾的簡單方法以及搭配的薰香，兩者經過調整後也可以用於任何天使。

獻給薩基爾的薰香

如果要為特定某位天使研發薰香，我們可以先以天上世界的薰香配方為基礎，然後客製。這是基礎配方：

4份　混合樹脂

2份　玫瑰或其他帶有甜味的花朵

1份　雪松或另一種香木

以蜂蜜調和

就這個特定的配方，我用了神香草取代玫瑰，因為我想要給它稍微更細緻、更空靈的味道。除此之外，開美麗藍花的神香草也是獻給薩基爾這類木星神靈的絕佳選擇。為了增加木星的感覺還有強調花的顏色，我也加入了一份圓柏果實。而因為我已經有神香草的淡藍色和果實的深靛色，我選擇再加入紫羅蘭——主要是為了它的顏色，不過也因為野花永遠都是獻給天使的適當禮物。

最後得出的配方：

4份　樹脂

1份　雪松

1份　神香草

1份　紫羅蘭

1份　圓柏果實

以蜂蜜調和

尋求與天使的對話

　　調整鏡子的角度，讓它能夠透過薰香的煙霧映出一根白蠟燭的燭光。在手邊準備好充足、乾淨、沒有線條的白紙，還有幾支黑筆。你可能也會想要備有各種顏色的筆。

　　確認自己的思緒和靈魂都處在潔淨的狀態。以任何方法進入魔法空間、時間和意識狀態。前面的所羅門王召喚禱詞是個很棒的選擇。禱告尤其適合用來召喚天使。把筆握在手中，放於紙上，並用你最棒的魔法師聲線朗誦類似以下的話語：

　　噢！榮耀而慈愛的天使，薩基爾，薩基爾，薩基爾啊！紫焰的天使、木星的天使，我呼喚祢、懇請祢、叫喚祢以可見的型態來到我面前，透過至高之　神偉大而神聖的名──艾爾・亥*、艾爾・沙代**，也就是艾洛西姆・弗達特***──以其無法言說且無比有效的力量與大能，祢受到管轄與呼喚。此事絕對必要且由　神下達、指派、欽定，以祢順從的宣示，我以炙熱的心懇請並以強大的力量命令祢：噢！慈善的大天使薩基爾，木星的天使，即刻來到這裡！

　　我命令祢，薩基爾，命令祢降臨並顯現在我面前的鏡子裡，肉眼可見、雙耳可聞。透過這面鏡子，將祢的光輝傳遞於我的視野、祢的聲音於我的耳裡，讓我得以清楚聽見和看見祢。移動我的手，讓我能見

＊ El Chai，生命之神。

＊＊ El Shaddai，這個名字難以翻譯。它與惡魔、山和乳房有關。通常「El Shaddai」被理解為有性生殖的神，促使地球上生命演化的力量。

＊＊＊知識的（諸）神。

到祢的文字，將祢的啟示與徵象傳遞於我。允許我參見祢的堂奧，讓我得以成為最高者的神器。以赤誠的心我懇請祢，噢慈愛而友善的天使薩基爾，以　神至高之名，阿多奈‧艾洛西姆****，我是那「名字」的僕從，以那「名字」我召喚祢；具體實在地顯現在我面前，讓我吮飲祢的智慧。薩基爾，薩基爾，薩基爾，此刻我召喚祢。薩基爾，薩基爾，薩基爾，此刻我召喚祢……

繼續重複「薩基爾，薩基爾，薩基爾，此刻我召喚祢！」直到你感受到祂。如果什麼感覺也沒有，可以在朗誦的時候書寫召喚禱詞，持續書寫不要停下來。來到禱詞結尾時，繼續書寫，即便只是列出一連串自由聯想的詞彙。天使讓你感到祂的存在後，你會開始被理解為自動書寫的行為：天使將透過你書寫，給你某種啟示或訊息。你可以自由修改禱詞，讓它更符合自己的風格。在之後的章節中，你還會看到許多其他風格的禱詞。最糟的情況頂多是什麼也沒有發生。

阿斯克勒庇俄斯（Asklepios）薰香

阿斯克勒庇俄斯的名字跟手術刀的英文「scalpel」有著很密切的關聯，祂是希臘的治療之神，光之神阿波羅的兒子、最有智慧的人馬凱隆的養子。蛇——偉大的智慧老師——是祂最親密的同伴。阿斯克勒庇俄斯小的時候，耳朵曾被蛇舔舐乾淨，從此以後，祂就能理植物和動物的語言、風和群山的語言，還有天空、大地和海洋的語言。從凱隆那裡，祂學到了醫術，包括手術。從祂父親那裡，祂學會了預言的技藝。祂的神廟——阿斯克勒庇亞（Asklepion）——既是醫院也是孵夢中心。如果你患上了村落治療師治不好的疑難雜症，就可以到

****君主或主人。

其中一座阿斯克勒庇亞大神殿尋求治療。在那裡，病人會在地下房間學到如何在夢裡求得治療的指示。神會在夜裡來到病人的夢中，告訴他們康復的必要措施，也會向祭司醫生提出指示。

希臘世界有許多、許多的阿斯克勒庇亞神廟，但最有名的或許是埃皮達魯斯（Epidaurus）、柯斯（Kos）和帕加馬（Pergamum）等地的神廟。埃皮達魯斯位於伯羅奔尼撒半島，因為是第一座阿斯克勒庇俄斯聖所而聞名。阿斯克勒庇俄斯還是凡人的時候曾住在那裡。戴歐尼修斯的大劇場就在旁邊。我被教導：在古代，每座阿斯克勒庇俄斯聖所旁都有一座劇場。阿斯克勒庇俄斯的手術是身體的藥，戴歐尼修斯的戲劇則是靈魂的藥。

柯斯的阿斯克勒庇俄斯聖所位於十二群島（Dodecanese），跟希波克拉底（Hippocrates）的醫藥大學校關係密切。希波克拉底就是我們今天說的「西方醫藥」之父。那裡同時運用「現代」和「傳統」醫藥。帕加馬的聖所位於現代的土耳其，是內科醫生蓋倫（Galen）的家鄉。這座聖所建在神聖的治療之泉周圍，專精的是我們今天稱為心理健康的領域。

3份　乳香，帶來太陽的療癒生命力

2份　月桂葉，代表阿波羅的手術刀

1份　巖愛草，帶來療癒

1份　百里香，帶來淨化

蜂蜜，調和媒材，也讓藥好入口

獻給大母獅的薰香

這個配方原本是為埃及女神塞赫麥特（Sekhmet）設計，但也適合所有獅子形象的女神、所有乘著獅子拉的車的女神，還有大多數紅色女神。透過這道薰香，我想要向你示範怎麼用媒材說故事。

拉，光亮的太陽、諸神之王，變得衰老而虛弱了。人類嘲笑他，不尊敬他。

愛著拉的塞赫麥特滿是怒火。

她在沙漠中潛行，因憤怒而陷入瘋狂。

在怒火中，她讓許多人灑下了鮮血。

但狡點的托特，他知道怎麼辦！

他們把啤酒染紅，如同鮮血，餵給獅之女神。

而她大口吞飲啤酒，吞飲啤酒之河、啤酒之海，直到饜足。

然後她倒頭大睡，心滿意足。

1份　橙皮，象徵天上榮光快速消逝的夏日太陽

1份　蒜皮，象徵我們應該對自己對待老者的方式感到的羞恥

1份　肉桂，象徵塞赫麥特對拉激烈的愛

1份　迷迭香，象徵她憤怒的利爪

2份　乳香，磨成細粉，象徵沙漠的滾燙沙子

3份　玫瑰，象徵滿地鮮血

1份　丁香，象徵狡點的托特之筆

1份　啤酒花，象徵讓她饜足的啤酒

蜂蜜，將一切以甜蜜結合在一起

大熊神

數個世代以來，眾多學者熱烈辯論著是否存在某個舊石器時代的泛歐洲熊崇拜——其中一些部分甚至殘存至今——而這個想法深深地啟發了我。雖然我不認為曾經有過廣為散布的單一熊信仰，但毫無疑問地，世界各地確實有眾多熊崇拜，有些甚至持續到了今天。所以我想舊石器時代一定也有過某種熊崇拜。薰香配方之後，你會找到一道入門儀式，讓你加入大熊母親，也就是大熊座的杜撰密教。

3份　艾草，帶入它跟阿提米絲的關係，尤其是後者熊的形象

3份　圓柏針葉，象徵冰寒的北地之門魔法

1份　雪松，象徵世界樹，大熊座旋繞的巨大中軸

1份　海棠果或另一種果實，象徵森林的豐盛和美

大熊母親崇拜入門式

發想自 *PGM* VII 686-782

你需要

前面的薰香或類似的配方

熊面具

混入赭石的脂肪（熊脂最理想，但酥油、椰子油或類似的油脂也可以）

獻給大熊神但你也可以食用的祭品（莓果、堅果和蜂蜜是很棒的選擇，栽種藍莓樹或其他他居住地的原生種莓果也是很棒的獻禮，但請確定栽種的莓果可以食用；你也需要乾淨的涼水）

鼓聲錄音檔和播放選項（你無法自己打鼓，因為儀式需要雙手進行）

大約一小時的時間，天空清朗的月圓深夜最為理想

　　我只有在大熊星座在空中的北方時執行過這個儀式。如果你在南半球，這道入門儀式可能不適合你，不過歡迎實驗看看。建議在開始前先練習召喚咒文幾次，不需要一字不差，但你在儀式中無法唸稿，因為到時候你基本上已經是熊了，熊不識字。

　　開始前，脫光衣服，用赭石脂在皮膚上畫上螺旋、菱紋還有其他像是舊石器時代風格的花紋。可能的話，在月下裸體；如果沒有辦法，出去之前穿上一件袍子。如果只能在室內進行也可以，只是遠遠不及理想狀態。如果要在室內進行，盡可能在地下室或其他地下空間執行儀式。點燃薰香，最理想的是升起一小堆營火，隨著儀式推進撒入薰香。開始播放鼓聲，戴上面具，像熊一樣跳

舞。不斷跳舞，直到你確定自己幾乎已經成為熊了。抬頭看著月亮，然後讓下面的咒語激發你說出類似的話語：

> 熊啊熊，妳掌管著諸天、群星和整個宇宙；妳讓世界之軸轉動，妳僅憑力量與意志便控制著整個宇宙，我呼喚妳、懇求妳、祈求妳讓我加入妳的密教和隊伍裡。帶我進入那深邃的圈子裡，我最古老的先祖的井。
>
> 執行我的祈願，因我以妳所有聖名呼喚妳，以妳無法忽視的聖名、讓妳的神性歡喜的聖名：布里末（Brimo）、碎地者、遊獵之后、包博（Baubo）……阿莫爾　阿莫爾　阿莫爾　一誒阿（AMOR AMOR AMOR IEA），射鹿者，阿滿　阿馬爾　阿弗魯（AMAM AMAR APHROU）、一切的女王、願望之后，阿馬馬（AMAMA），妳有舒服的床鋪；來自達爾達尼亞、看見一切、在夜裡奔跑，攻擊男人者、制伏男人者、召喚男人者、征服男人者，力喀力薩　法艾薩（LICHRISSA PHAESSA），噢！飄渺之人，噢！強大之人，噢！熱愛歌舞之人，守護女、間諜、喜悅、細膩者、守護者、堅定者、堅不可摧者，噢！達姆納美尼亞（Damnameneia）、布雷克謝里坎達刺（Brexerikandara）、至高之牛、無可言說者、烈火之身、賜予光明、武裝鋒利。允我進入妳的信仰，接納我成為深邃圈子的一員。

然後繼續跳舞、持續跳舞，感覺到你的祖先、古老的祖先也都執行過這個儀式，或者類似的儀式。數十萬年的腳步聲在你周圍低聲迴響。祖先前來加入你了！跳吧，跳吧，跳吧！大熊啊！感覺所有人都跟你一起跳著舞。當你跳到不能再跳了，當你已經變成一頭累壞的熊，吃下一半的供品，喝點水，然後去睡覺，做個熊一般的夢。醒來之後，你會再度變回人類。

蘋果籽的強尼 Johnny Appleseed

一七七四年的秋分，約翰・查普曼（John Chapman）在麻薩諸塞州的萊姆斯特（Leominster）出生。成年那年，強尼漫無目的地往西邊走，那年是一七九二年。他往南走，然後往西走。我們無法確知他到底晃到了哪裡，但兩年後威士忌起義（Whiskey Rebellion）爆發時，強尼・查普曼就在匹茲堡這裡。他在格蘭特丘（Grant's Hill）上有一座果園，現在變成了梅隆廣場（Mellon Square）。他是一名蘋果酒釀造商，也蒸餾烈酒，因此他反抗華盛頓總統，他為自由奮鬥。在這裡，在威士忌起義的暴力和角鬥之中，強尼聽見了未來會讓他成為聖人的呼喚，呼喚以非常奇怪的方式出現。「往西走」，那個聲音說，「傳布我的話語」，聲音說，「栽種我的種子」，聲音說，「往西走」。

於是強尼收起了他最好的蘋果、種子和最寶貝的財產、他最好的鍋子——他把那口鍋像鴨舌帽一樣戴在一頭傾瀉的長髮上。他轉贈了他的果園，然後開始向西走。

走了一陣子之後，他種下種子、蓋了棟小屋，然後開始傳他的福音。「愛你的鄰人」，他教導著，「愛大地」、「成為慷慨善良的人，學著原諒」。傳說是這麼說的：當他被問到，為什麼他既不怕人也不怕野獸，他答道，因為他跟所有人和所有生命都和諧共生，只要他依循著愛的律法生活，就無法被傷害。蘋果籽的強尼甚至不為果樹嫁接，因為他認為那麼做會讓樹受苦。

除了蘋果籽，據說他不管到哪裡都會播下藥用植物的種子：茴香、普列薄荷、貓薄荷、苦薄荷、毛蕊花、盤果橘等等，還有更多。做得到的時候，他用藥草為生病的人治療，並把配方傳授給任何想要學習的人。不管他到了哪裡，他都會學習當地植物的知識和它們的治癒之道，並把這些傳到遠處四方。他也教人釀造蘋果酒。他的蘋果樹苗每棵六分錢，不過他只向能夠負擔得起的人收錢。負擔不起的，他會根據每個人有能力給予的東西，接受一點舊衣服、一點食物、故事，或什麼也不收。

　　然後，幾年之後，當新樹結了果，他會蒐集最最好的種子，送出茅屋和果園，再次啟程遊蕩。他四處漫遊，往西前進、種樹、教授他所知道最接近真理的事物。他不傷害任何人，也不傷害任何野獸。當他聽聞有馬跛了腳，農夫打算殺了馬，他會把馬帶走、野放，讓牠痊癒。他從一處陷阱救了一隻狼幼崽，於是那匹狼終身跟隨著他。他赤足漫遊，走過冰雪。據說他腳上的皮膚之厚，如果有響尾蛇嘗試咬他，反而會被太厚的皮膚殺死。不過從來沒有一條蛇那麼做。蘋果籽的強尼深愛著土地，土地也深愛著他。他遊蕩了五十年，甚至更久，直到他在一八四五年的三月，在印第安納偉恩堡（Fort Wayne）安息。

　　禁酒令下達後，聯邦調查局把蘋果籽強尼栽種的大多數果園都砍了，因為它們被用來釀蘋果酒——人民的飲品。儘管如此，蘋果籽強尼的靈魂永存，持續教導著我們療癒、慷慨、和平和蘋果的智慧。

獻給蘋果籽強尼的薰香

　　儘管蘋果籽強尼在偉大死者的行列裡快活，他主要歸屬於中土世界和他親愛的蘋果樹。這個配方主要的設計在強調蘋果，同時以原生的治療植物陪襯。如果蘋果籽強尼住在你的區域，那麼這些植物也是。

　　1份　乾燥蘋果或海棠果

　　3份　蘋果花

　　1份　蘋果木

　　2份　松脂

　　1份　藍馬鞭

　　1份　白花苜蓿

　　1份　西美臘梅

　　1份　菸草（非必要）

那狡點又流氓的妖精

根本上來說，帕克（Puck）是不列顛的妖精。雖然「帕克」這個名字原本是用來指稱一整個種類的神靈，但莎士比亞在《仲夏夜之夢》裡對單獨一位帕克的描寫，讓他的身分固定下來，成為了奇怪又聰明的妖精，又壞又會幫助人，詭計多端又幸運。

> 那狡點又流氓的妖精
>
> 叫做好傢伙羅賓：那可不是你？
>
> 總讓幹活的女孩受驚；
>
> 你也瀝牛奶，有時在小磨坊裡勞動
>
> 不穿靴子，讓氣喘吁吁的主婦發瘋；
>
> 又有時候讓酒水不發酵；
>
> 誤導夜裡的旅人，他們受傷讓你大笑。
>
> 那些霍伯哥布林叫你帕克甜心，
>
> 你做他們的工作，給他們好運：
>
> 那可不就是你？

〈羅賓漢的瘋狂惡作劇〉裡也強調了這樣的名聲：

> 從仙境的奧伯龍那裡，
>
> 從鬼魂與暗影之王那裡，我，瘋狂的羅賓，受他命令
>
> 他派我來視察這兒的夜間遊獵：狂歡氾濫
>
> 持續不息，
>
> 我所前去的每個角落
>
> 我都照顧得體，
>
> 開開心心，
>
> 一起遊戲！呵，呵，呵！

　　對很多人來說，帕克的形象主要——即使不是直接——來自魯德亞德·吉卜林（Rudyard Kipling）的《撲克山丘的帕克》（*Puck of Pook's Hill*）。在那本書中，「英國最老的老東西」帕克以「一個棕膚、寬肩的尖耳小人」形象出現，「有著短扁鼻、藍色斜眼，滿是雀斑的臉上帶有一道壞笑」。

　　下面的薰香配方是作為給帕克的祭品調配的，但經過微調之後也可以用於幾乎所有自然和十字路的神靈。

　　3份　　樹脂，象徵永恆明亮的太陽和無限的豐盛

　　3份　　蘋果花，象徵春天的新意

　　1份　　艾草，象徵山丘下的暗處

　　1份　　西美臘梅，帶來一點惡作劇

　　1份　　毒蠅傘，因為沒有蛤蟆菌的話，哪算是童話薰香？

薰香魔法實戰

我個人最喜歡的薰香使用方式，是把它作為咒法的基礎。不過，我也想藉這個機會提醒你，創造情境、奉獻祭禮和咒術工作之間的區分相對不嚴謹。這本書中幾乎所有薰香都能用於這三種目的。同樣地，這個章節中不同的咒術工作分類也很有彈性，這些劃分唯一的目的是作為學習的架構。就像書中的每一個配方一樣，我也鼓勵你把這些配方跟咒法當作例子，從中汲取靈感，創造自己的魔法。我嘗試提供多種不同來源及類型的咒法，形成一鍋魔法技巧大雜燴，讓你可以自己實驗。

占卜與入神

占卜是一門知悉事物的技藝，更狹義地來說，是將已知的事物傳達給他人的技術。占卜是非常廣博的魔法類別，其中包含許多可以學習與教授的方法。將占卜跟其他獲得知識的方式區隔開來的是，占卜受到了神靈的啟迪（inspired）。也就是說，占卜的發生是透過我們內在某個非一般神靈的行動：神靈「在我們裡面」（in-spirit-ed）。擅長占卜，表示你可以知道你理當不知道的事，因此好的卜者通常也非常善於猜測。占卜牽涉到若干技巧，例如摒除雜念、銳化感官、達到並維持可控的入神狀態，而比這些都還重要的是俗世的技能，像是保持專注敏銳、在宏觀角度下辨識出事物的重複，還有提出清晰明確的問題。

煙占卜 *Libanomancy*

有若干種以薰香煙霧卜算真實的傳統方法，廣地來講，這些技術都稱為煙占卜。「libanomancy」這個字的基礎是希臘文的「λιβανος」（libanos），意即「乳香」，不過可以在任何類型的香煙裡找到問題的答案。

　　我喜歡的方法是直接凝視煙霧，在其中尋找圖像或重複的圖樣，類似解讀茶葉產生的符號。這個方法在「陰森森召喚煙」的配方之後會有更詳細的討論（見199頁），而這裡為偏好更公式化方法的人提供的另一套系統，是以古巴比倫文獻為藍本，由大英博物館的艾文·芬科爾（Ivring）翻譯。這套煙占卜解析提供了十六種明確的徵象詮釋，原始的刻板破損嚴重，本來可能總共有三十二種。

1. 撒下薰香時，若火中升起大煙，表示你的軍隊能夠戰勝敵軍。
2. 撒下薰香時，若香火短暫停息後才開始生煙，敵人將打敗你的軍隊。
3. 若煙霧向右升起，而不是向左，你將能勝過敵對勢力。
4. 若煙霧向左升起，而不是向右，敵對勢力將勝過你。
5. 若煙霧向東行，而不走向卜者座席，敵對勢力將會覆滅。
6. 若煙霧走向卜者座席，而不向東行，敵對勢力將會勝過你。
7. 若煙霧向四方平均升起，敵我持有等量武器。
8. 若煙霧成簇：成功，卜問者無論前往何方都能獲利。
9. 若煙霧散碎：財務與牲畜將有損失。
10. 若煙霧頂端分裂：瘋狂。
11. 若煙霧頂端突然消散，卜問者將面臨艱辛。
12. 若煙霧頂端像沙瑪什（Šamaš）的磚籃，卜問者家中將有疾病與高燒。
13. 若煙霧頂端聚集如蜜棗樹，下方細長，艱辛將抓住卜問者。
14. 若一段時間後煙霧變稀薄，艱困的時期將會降臨。
15. 若一段時間後煙霧穿過門窗飄至外處，卜問者將渡過難關。
16. 若煙霧從東方飄至外處，卜問者將撐過難關。

靈能感官薰香

　　這道非常簡單的薰香是為了協助星體靈視、靈聽，還有其他靈能感官設計的，能為入神帶來非常輕微的幫助。它也是悅人的神殿薰香，可以獻給阿斯忒里亞（Asteria）——黑卡蒂的泰坦母親、「夜之預言」的女神；「夜之預言」包括占星與卜夢。

3份　乳香，淨化並帶來明晰

3份　茉莉，溫和開啟第三眼

1份　巖愛草，幫助觀測時間線

以蜂蜜調和

入神與入神旅行輔助

　　我想打開感官進行占卜時，這是我最常使用的薰香。它能對入神帶來很強的幫助——對某些人來說甚至可能太強。如果你發現用它能讓你輕易入神，結束後卻很難找回穩定，那這道薰香就不適合你。如果你跟我一樣，有點控制狂、放不開，那麼它能讓過程變容易。你應該只在安全的空間裡、有時間投身魔法的時候，再使用這道薰香。如果還能感受到薰香的效力，絕對不要開車或操作重型器械。如果想要有更強的效果，可以靠近薰香、吸進煙霧。如果你還沒開始進行入神工作，我推薦最易學的入神狀態——我稱為「假裝遊戲」或「孩童般的驚奇」（Make Believe or childlike wonder）的狀態。

　　吸入香煙，讓你的想像力馳騁，允許自己遊戲。第一次做的時候不要強迫魔法發生，就只是讓心靈沉澱、開放，自由發揮。可以試試看前後搖擺或繞圈旋轉到頭暈，或許會有幫助。

2份　乳香或其他樹脂，帶來啟明

3份　艾草，開啟入神的門扉

1份　毒蠅傘，擴大意識範圍

1份　莨菪花，開啟通往異界的道路

1份　大麻，帶來昇華（選用）

◇ 皮媞亞的神諭聖煙 Pythia's Oracle Smoke ◇

　　當然，皮媞亞（Pythia）不是專屬一個個體的名字，而是由眾多曾在德爾菲傳達神諭的女人所擁有的名銜。「Πυθώ」（Pytho）是德爾菲的古代名稱，很可能源

於希臘語「πύθειν」(pythein)，意指「腐爛」或「有腐爛的氣味」。在古代，有股帶有惡臭的霧氣從德爾菲地下升起，傳說解釋那股臭氣是在地下腐朽的巨蛇散發出的氣味，巨蛇的名字是「Πύθων」(Python，也是英文同一個字的字根)。有些人認為這股霧氣就是讓德爾菲女祭司進入神諭入神狀態的基礎。可能是因為地下水脈受到人類建設影響而改道，如今煙霧已經不再升起。根據我的經驗，皮媞亞不是單獨的人類個體，而是一群靈體群集，所有在世時曾經擔任皮媞亞傳達神諭的人都參與其中，她們放下了自己的名字、家族和個體性，讓自己慢慢被在地下世界永生的皮媞亞精魂充滿。地下巨蛇的霧氣有毒，它帶來了巨蛇的聲音，而每次吸進這股毒氣，女祭司的一小部分就被帶走、被帶往死者的國度。在過去，皮媞亞是個危險的天職。

◇ **幫助你聽見巨蛇之聲並與其對話的薰香** ◇

3份　樹脂 (沒藥尤佳)

2份　艾草或另一種蒿屬植物

1份　月桂 (如果可以取得來自德爾菲的月桂葉，加入1片)

1份　巖愛草

每1/2杯　薰香加入1大匙大麻花 (在合法情況下選用)

塔羅聖化香煙 *Tarot Consecration Smoke*

這個配方是為清理、祝福塔羅牌、盧恩符文還有其他占卜工具，並為之注入力量而設計的。大多數的工具都能直接過香煙熏，不過如果你擔心這麼做會對工具造成損害，也可以直接把它們埋在沒點燃的薰香裡。我會把新的占卜工具這樣過香，平常只有爾偶那麼做，也就是在工具感覺起來黏黏的、髒髒的，或難以解讀又不清晰的時候。雖然這道薰香味道怡人，很適合在占卜時燃燒，不過就這個目的我更喜歡神諭香聖煙。

3份　混合樹脂，引借太陽啟明的全視之眼

2份　夜間綻放的茉莉，引借月亮直覺的預示

3份　八角，引借群星啟蒙的光芒

1份　柑橘皮，帶來清晰

1份　百里香，帶來訴說真實的勇氣

以蜂蜜調和（這道薰香需要很大量的煙霧，所以蜂蜜用量唯一的限制是避免薰香變得太黏，以至於無法操作）

◇ 開牌祝聖儀式 ◇

有些人相信絕對不能親自買塔羅牌，也有些人認為不應該用自己以外的人用過的牌。每個人都有自己的一些迷信，不過廣地來說，如何使用占卜工具並沒有一套舉世皆然的準則。對我個人而言，我通常不太清理卡牌，除非感覺到它們的能量變得黏黏的，還有同樣的一些牌在不同的占卜中不斷重複出現。除此之外，只有在我不喜歡前一個持有者在卡牌上留下的能量時，我才會清理。很多人建議拿到卡牌時盡快淨化，之後每逢滿月也要清潔。當然，這應該都是非常有道理的策略。實際跟你的工具工作後，你們會找到自己的節奏。在下面的儀式裡，我祝福的是塔羅牌，不過要改編也非常容易，用於幾乎任何類型的占卜工具都同樣有效。

首先點燃薰香。隨著煙霧愈來愈濃厚，拿著卡牌、開扇，感謝它們過去所為你做的一切。

向命運女神或其他幫助你占卜的力量說一些好話。發自內心傾訴，或選一首感覺適合那些力量的詩或禱詞。

下面是我翻譯的命運女神〈奧菲讚歌〉，你可以直接使用，也可以自行改編。要使用的話，試著在想像中隨著詩裡的地點移動，跟著命運的深井中的水往下、往下、往下，進入大地，然後成為清泉汩汩湧出、飛越、散布在整片大地的臉龐上，之後再回歸先人那裡。

墨色般夜晚的孩子啊！無盡的無限
命運、神意、摩伊賴*：我呼喚祢們前來！
噢，天池的存在，祢們有著無數的名諱
祢們溫煦的水如白色的珠玉湧現
在夜裡滿溢，流進深穴，流進
那全然玄然神穴的至深至玄。
最初祢們的泡影源自那靈的所在
從那裡祢們飛躍大地無邊的山海
然後如此靈敏而迅捷，祢們陡降
來到地下，與歷代先人同在。
噢，阿特羅波斯，必然者！
噢，拉刻西斯，分配命運者！
噢，克洛托**，紡織一切我等所見者！
祢們屬於黑夜、永恆、不可見、不可止歇
祢們永遠堅不可摧並且萬物皆不可攻訐。
祢們給予一切，讓一切停留
亦是祢們將一切全部帶走。
祢們是那偶然與不可避免：
命運啊！聆聽我的禱告，享用我的貢獻！

當這些卡牌通過聖煙
請將之包裹在祢們的斗篷裡面
將它們靠在心上，賜予恩典
讓真實的話語，以命運之名，透過它們、透過我的嘴湧現。

---

* 摩伊賴：Moirai，命運三女神。
**阿特羅波斯、拉刻西斯、克洛托：Atropos、Lachesis、Clotho 是命運三女神的名字。

陰森森召喚煙 *Ooky Spooky Evocation Smoke*

這道香煙設計的目的是為神靈提供厚實的媒介,讓祂們能夠在其中顯現,
非常適合黑鏡召喚術(Dark-Mirror Conjuration)——我會在後面教你這種方法。你
也可以運用在〈獻給特定神靈的供香〉一章學到的技巧,為不同的神靈個別客製
配方。如果你特別容易入神,這道薰香的效果對你來說可能太強了,你可以省
略大麻,並用艾草取代一半的苦艾。

3份　苦艾,用於召靈

2份　樹脂,預防情況變得太黑暗,並略微提高頻率(死靈術可以用沒藥;天
　　　使可以用乳香)

1份　八角,開啟靈能感官,帶來一些清晰

1份　巖愛草,協助跨時間線的溝通

1/2份　大麻(選用)

將材料研磨成細粉,並分成三等份。其中兩等份跟蜂蜜調和,形成稠膏
狀,然後揉成小球;可以製作各種尺寸大小,用於不同場合。最後將小球放入
剩下的三分之一香粉,裹粉直到不再黏手。如果省略樹脂和蜂蜜,以清水將這
個配方煮開後,便是流質能量濃縮液＊的絕佳基底。

＊ 譯注:fluid condenser,傳統魔法中用來承載能量的藥草液。

◇ **黑鏡召喚術** *Dark-Mirror Conjuration* ◇

你需要

1面大鏡子，最好先祝聖過

1支永久麥克筆

大張的乾淨桌子

2根蠟燭

薰香（前述的薰香最理想，不過任何能產生大量煙霧、符合手邊工作的薰香都可以）

大約一小時的完整時間（星期一、星期六和黑月最適合，尤其是初學的時候）

看似隨機變化的白噪音，例如雨聲、風聲或海浪聲（合成音也可以，不過需要隨著時間流逝不斷隨機變化的聲音；預先錄製的聲音沒有效果）

表面清潔劑和抹布

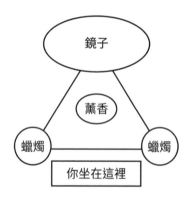

作法

　　將工作空間安排成等邊三角形，而你自己坐在其中的一邊。在三角形的遠端安置好鏡子，角度要能讓你在鏡子裡看見自己。在三角形的中心放上薰香。

　　最後要能夠透過薰香的煙霧看進鏡子。把蠟燭放在三角形剩下的兩個角

落，當你凝視鏡子的時候，讓燭火在你的眼角餘光搖曳。

選擇一名你想要透過鏡子聯繫的神靈。一開始學習時，從你認為合理且有信心會喜歡你的神靈開始練習比較明智。在做過更多練習之前，我不建議你召喚剛死去的人，那樣的連結會激起很多情緒，而且很難控制。赫密士・飛藍托普斯（Hermes Philanthropos）——人類之友赫密士——是個很好的選擇。幾乎每個人他都喜歡，而且他也很愛聊天。為要召喚的神靈找一篇或寫一篇召喚咒。如果是赫密士，我推薦他的〈奧菲讚歌・第二十八〉。接著準備祭品，最少應該要有乾淨的涼水，還有一些好吃的東西。

就在開始儀式之前，在鏡子上畫上跟要召喚的神靈相關的封印或符號。畫得大一點，讓你在凝視鏡子時符號能蓋住你的臉。舉例來說，如果要召喚赫密士，可以使用雙蛇杖的符號。點亮薰香和蠟燭。記得在手邊多準備一點薰香，因為隨著儀式進行會需要持續加入。

- ◆ 首先以任何方式進入魔法空間、時間和意識狀態。

- ◆ 閉上眼睛。

- ◆ 詠唱召喚咒數次，同時入神得愈來愈深。前後搖擺會有幫助。

- ◆ 保持眼睛閉上，想像你閉上第二雙內在的眼皮。

- ◆ 呼喚、請求神靈出現在鏡子裡，跟你誠實說話。

- ◆ 張開你內在的雙眼，然後是你外在的雙眼。試著讓眼睛維持在失焦的狀態，透過煙霧看進鏡子裡。如果有困難，在薰香煙霧、符號和鏡子裡的眼睛之間迅速移動焦點。試著同時看著以上三者，直到焦點模糊，不再落於其中任何一者。

- ◆ 自我介紹，並說明為什麼呼喚對方。「與您對話與尋求智慧」是個很好的萬用理由，不過如果可以更具體會更好。

- ◆ 詢問神靈是否已經到來。觀看薰香煙霧的迴旋與旋轉。聆聽滴滴答答的雨聲。在煙霧幻化成的無數遐想中看見臉龐。聆聽雨中的語

音。耐心等待。學習以這種方式觀看與聆聽需要時間。不要說話，就只是聆聽。

◆ 一當你感覺到回應，就可以開始問問題了。跟之前一樣，耐心等待回應。隨著練習會變得愈來愈容易。

◆ 對話結束前，記得詢問有沒有什麼是你能為對方做的。然後道謝、告別。

◆ 通話結束後，用清潔劑和抹布把符號擦掉。如果有必要，可以提早那麼做來結束通話，不過直接掛電話是很粗魯的行為，可能的話最好避免。

◆ 結束後記得喝水。這是會讓人口渴的工作。

◆ 花點時間做筆記，然後吃點東西幫助自己穩定下來。

◆ 之後做點完全世俗但還是需要縝密注意力的活動，例如記帳。如果心靈太過飄忽不定，儀式會無法適當地固著。記帳可以避免這點發生。召喚神靈後，記得仔細記錄當晚的夢境。

淨化與防禦

我們會在這個部分學到許多不同種類的淨化和防禦魔法。不過，在開始之前，我想要先稍微談談為什麼我其實不太願意教這些內容。就我的經驗，幾乎所有巫者都做了太多驅逐魔法，且施加太多防禦了。我們都生存在詛咒氾濫的叢林文化裡，我幾乎也可以保證你這星期至少被詛咒過一次。對大部分心理和靈性都健康的人而言，這種詛咒大多數都只是背景雜音而已。跟空氣的道理一樣，你吸進的每一口氣都有滿滿的生猛細菌，不過大部分都不會造成問題。

很多人把自己層層包裹在防禦魔法底下，即使沒有明確受到任何種類的威脅。在我的圈子裡，我們把這種行為稱為「穿著鎖子甲去野餐」，這樣只會讓你

看起來好下手，或像個找架打的呆子。對自己的力量有自信的人不會需要到哪裡都披金戴甲。就像抵禦疾病最好的防禦是完好的皮膚和健康的免疫系統，最好的魔法防禦就是處理你的心靈創傷，還有跟周遭世界處在正確的關係裡。

當然，有些時候確實需要更加激烈的防禦手段。處在危險的情況時，最好的選項很可能是一層簡單的防禦──用比喻來說，就是口罩，還有頻繁的預防清潔──用比喻來說，就是勤洗手。我建議經常洗鹽水浴──大多數的人每個月一次即可，處在大眾目光下的人則每週一次。只有吸引到大量負面目光的人才需要每天使用。魔法上最重要的防禦，單純是在事情真的發生的時候保持冷靜，準備好做出反應。當真的有奇怪的事情發生時，不要無所作為，但也不要暴走。

對抗恐懼

這道配方是阿提米絲教給我的，專門用來防禦恐懼，是踏上戰場前的絕佳選擇──無論是真正的戰場或比喻的──事後馬上使用也能幫助你治癒創傷和復元。用來撫平不知道從哪裡竄出的恐懼，還有偶發的夢魘也都很適合。這道薰香不適合作為焦慮症或創傷後症候群的長期治療手段。

3份　乳香或其他樹脂，象徵陽光，點亮黑影，讓道路明亮

2份　百里香，帶來勇武還有戰鬥的精神

1份　迷迭香，帶來勇氣

1份　檸檬香蜂草，為心帶來欣喜

以蜂蜜調和

這道薰香非常適合配合下面的咒語使用，發想自 *PGM* VII 686-702。你會發覺它跟186頁獻給大熊神的薰香非常相似，但不完全一樣。我是特意那麼做的，目的是讓你看見來源相同的咒法可以依照不同的目的改編。

雖然這個咒法可以在任何時候執行，但在大熊座清晰可見的晴朗夜空下施展效果尤其強大。

點燃薰香，進入魔法空間、時間和意識狀態。發自內心說出類似以下的話語：

> 熊啊，偉大的熊啊！妳掌管著整座天空、群星還有整個世界；妳讓世界之軸轉動，我呼喚妳的守護。請照看我，如同母熊照看著幼獸。守護我，如母熊守護著幼獸。保護我，偉大的熊母親啊！以妳的聖名我呼喚妳：布里末（Brimo）、破地者、獵女皇后、包博（Baubo）、接生婆、萬有之后、願望之后、群巫之后、北地的大熊，妳征服人類；湖與洞穴之女、第一王座的女祭司、卡莉絲蒂（Kallisti）、阿提米絲、黑卡蒂、伊菲革涅亞（Iphigenia）、群獸的大女王：身為妳的熊崽，我呼喚妳。請保護我，偉大的熊！

瘟疫醫生的面具 *Plague Doctor's Mask*

如果要煙熏病房或任何疾病的瘴氣聚集之處，這道薰香是完美的選擇。它的基礎是用來填充瘟疫醫生鳥喙形面具的中古世紀傳統藥草配方，這些藥草當時被用來濾除疾病。這道薰香的目的不是治療任何具體的病痛，而是帶來清新乾淨、撫慰人心的香氣，並平靜心靈、鼓舞精神。同樣地，避免在患有呼吸道疾病的人周遭焚香，因為所有煙霧都會將細小微粒釋放到空氣中，對肺部並不好。這個配方用水煎煮後，可以用作芳香蒸氣；也可以煮成茶——雖然可能需要依照自己的口味調整比例，並省略雪松木；也可以放進布袋中入浴。

3份　檸檬皮，帶來清新、潔淨、透亮

1份　圓柏針葉，帶來冬天森林的淨透清冽

1份　雪松木，帶來舒適、溫暖、家的感覺

1份　百里香，帶來勇氣和療癒

1份　迷迭香，帶來治癒和安適

1份　鼠尾草，帶來治療和靈性的淨化

找回平衡通寧香 *Rebalancing Tonic*

就像我之前提到的，我深深相信培養健康、和諧、活力充沛的靈性生態系，跟培養生物生態系的原理或多或少相同，而定期執行驅逐魔法並沒有幫助。相對地，我喜歡直接鼓勵我所希望能環繞我的靈性環境生長。充滿好的神靈／氣場的家就沒有留給不好存在的空間。如果環境感覺不對勁，用這道薰香搭配世俗清潔，通常會讓一切重回平衡。

2份　樹脂（沒有什麼像陽光一樣有強大的殺菌力了，而樹脂就是固態的陽光）

1份　百里香，帶來勇氣、清爽，還有驅逐害蟲的力量

1份　雪松，帶來驅逐害蟲的力量，還有森林翁鬱淫潤的清涼氣息

1份　丁香，抵禦邪眼，幫助能量循環，預防空間的能量淤積

1份　月桂，帶來明亮、清晰和秩序

大範圍淨化香 *Broad-Spectrum Cleanse*

有時候突然什麼都不對了。這種時候，最需要做的就是即時開始初步淨化，然後診斷發生了什麼事。初步淨化時，可以洗鹽水澡，同時燃燒這道薰香，或是把一些薰香放進布袋裡，加入浴水中。不要直接把薰香材料加進浴缸裡，這樣清理起來會很困難。

1份　樟腦

3份　雪松

2份　神香草

2份　迷迭香

4份　檸檬皮

泡完澡後，稍微占卜調查一下原因。下面是遇到疑似詛咒症狀時，我最喜歡用來診斷的塔羅占卜問題。首先用文字清晰描述讓你懷疑受到詛咒的症狀還有事件，接著，完成平常的占卜準備後，抽三張牌：

發生了什麼事？ 該情況的本質是什麼？

為什麼會發生？ 為什麼會發生這些事件？為什麼我會有這樣的感覺？

如何改善情況？ 我該如何著手處理？如何處理問題？

一般而言，如果抽出了小阿爾克那牌，尤其是在第一個位置的話，表示沒有什麼超自然的事情在發生。

根據占卜的結果，你可能會需要運用更加細緻的魔法處理。

我是橡皮你是膠 *I'm Rubber, You're Glue*

為了搭配我最愛的反轉魔法，我研發了這道配方。這也是我最早學到的魔法之一，它其實只是你小時候也學過的魔法的稍微強化版本。因為這道薰香使用了膠水調和，所以無法貯存，每次使用都需要現做。所以我確定配方中只用你手邊很可能已經有的材料，不過你也可以依需要替換。比例非常有彈性，很大程度上取決於材料的新鮮度和特性。將所有材料磨成很細的粉末。

3份　洋蔥或大蒜皮

1份　迷迭香、鼠尾草或另一種鼠尾草屬植物

1份　艾草、龍蒿，或另一種蒿屬植物

1份　丁香

無毒的學校用膠水或圖書館用漿糊，用來調和薰香

◇ 「我是橡皮你是膠」反轉術 ◇

你需要

目標的照片

上面的薰香，或類似的配方，以及燃燒的方式

大碗

1杯水

作法

◆ 為照片施洗，將它命名為你的目標。

◆ 將照片塗上一層薄薄的膠水。

◆ 將照片放在你面前的桌上，塗有膠水的一面朝上。

◆ 將薰香放在自己和照片之間，點燃。

◆ 詠唱數次：「我是橡皮你是膠！所有你送來的都彈開，返回你身黏牢牢！」每次都增加強度，陷入瘋狂。準備好後……

◆ 拿起照片，拿在煙霧上，讓它沐浴在香煙裡，直到膠水覆滿煤灰。

◆ 如果你有更具體的事項要說，就趁現在，例如：「你所散播關於我的每個謊言，都會被知道在說你！」

◆ 繼續強烈頌唱。

◆ 感到力量達到巔峰時，讓照片落下，掉落在炭火上，看著它燃燒。

◆ 將水倒在上方。

◆ 將整個殘穢丟棄，將垃圾拿出屋外倒掉，然後仔細清洗雙手。

隱形斗篷 *Cloak of Invisibility*

這道薰香是為了操作以下咒術設計的，咒術的靈感來源是 *PGM* I 222-231。

3份　乳香

2份　艾草

2份　巖愛草

1份　圓柏針葉

1份　神香草

以蜂蜜調和

你需要

以上的薰香，以及燃燒的方式

你想要隱藏之事物的平面象徵物，例如相關文件、照片或文字描述

玻璃蛋糕罩

足以覆蓋蛋糕罩的白色、黑色或灰色圍巾

作法

◆ 以任何方法進入魔法空間、時間和意識狀態。

◆ 將平面象徵物施洗並命名為它所象徵的事物，創造出的連結愈強愈好。

◆ 將象徵物正面朝上，放在桌上。

◆ 將香爐放在象徵物上方。

◆ 點燃薰香。如果你還在施法的時候煙霧變小，則加入更多薰香。這個咒術需要大量煙霧。

◆ 朗誦數次海利歐斯的〈奧菲讚歌〉（見下方），直到你「有感覺」。

◆ 雙手像魔法師一樣穿過香煙移動，同時說出（類似）以下話語：

海利歐斯，全視之眼，我以祢偉大的名呼喚祢：

波爾克　弗乙烏爾　伊歐　奇奇亞　阿帕爾傑烏赫　提忒　萊朗姆　啊

啊啊啊啊啊　ㄧㄧㄧㄧㄧ　喔喔喔喔喔　一誒歐　一誒歐　一誒歐　一

誒歐　一誒歐　一誒歐　一誒搤　瑠納克斯　阿伊　阿伊　阿誒喔　誒

阿喔

（BORKE PHOIOUR IO ZIZIA APARXEOUCH THYTHE LAILAM
AAAAAA IIIII OOOOO IEO IEO IEO IEO IEO IEO IECO NAUNAX AI
AI AEO AEO EAO）

♦ 薰香還在燃燒的同時，蓋上蛋糕罩。

♦ 雙手置於蛋糕罩上方，並說（類似的話語）：

讓＿＿＿＿＿＿隱去身影吧！主君海利歐斯啊！

阿誒喔　喔阿誒　誒一誒　誒阿喔（AEO OAE EIE EAO）；

讓所有人都看不見也不知道他吧！

一歐　一歐　一歐　弗利克斯利左　誒喔阿（IO IO IO PHRIXRIZO
EOA）

♦ 用圍巾覆蓋蛋糕罩。

♦ 並說（類似的話語）：

來吧！黑暗，你在最初之時出現，隱蔽那要被隱蔽的。

♦ 離開魔法空間、時間與意識狀態，然後淋浴。

〈奧菲讚歌〉，獻給海利歐斯

有福者啊！聆聽我的頌讚：全視之眼

金碧輝煌的光，至高的泰坦

祢自我生成、不懈不息，形貌美好：

在祢右方，祢誕下每個晨早

而自祢左方，黑夜從祢手中傾倒

揉合時辰，光的煉金無盡奧妙

祢矯健的馬匹雀躍遊戲

精神的戰馬引領著破曉的天光

至福而迅捷的戰將，如風中的火

在一年無盡的路上如吼板（bull-roarer）呼嘯！

帶來宇宙的和諧，祢是善者的善導

祢也為行為謬誤的惡人降下炙燒

祢給出信號，善行便受成就

而祢以遽嬗衡量季節輪轉

祢有無數形象，翠綠永恆，不染汙穢

寰宇之王，帶來光明，賜予生命，滿是花果的派安（Paian）

祢是那不朽的宙斯，時間之父，不死不滅

行真實，普照萬物，輪轉的宇宙之眼

祢衡量著季節，產生意義，給予徵象

諭示日落何時，何時祢東升光耀

深愛天河的寰宇之王，正義是祢的光芒

護衛真理，守護萬物，燦爛的騎士

祢的馬鞭颼颼，熱愛生命的駕馭：

聆聽我的禱告，來到祢密使的身旁。

打鬼特攻隊 *Ghost Buster*

　　我最常見到的作祟情況其實根本不是真正的作祟：那其實是種感染。我們死時，大多數的情況下，靈魂的連結會在死後第一年內消逝。不過這個過程可

能會出差錯，尤其是死者在世時結下了不健康的靈魂連結，或者死者慘死。在這些情況下，有時候死者的一小部分會剝落，寄生在活人或物理的物件或地點上。這在死者是家族成員，或被愛著的人，在世時卻跟當事人有著困難、虐待關係時最常見。雖然這種情況常常被稱為「作祟」，但不完全是那樣。死者沒有留下足夠的部分，所以其中不會有太多「人格」，它們最主要的「感受」是飢餓或寒冷。感染他人的不是人，只是過去曾經是個人的碎片而已。如果你能看見，那通常看起來像是物理創傷，傷口中經常刺有尖銳物，還可能有感染或化膿的情況。下面的薰香配方是針對這種感染的溫和治療和清理措施。放鬆、回到中心、吸入薰香，吐氣時，試著把靈體也推出來。理想情境是在鹽水浴裡進行。如果這種家庭療法沒效，就需要諮詢專家。解除附身狀態是很複雜的程序，我無法在這裡教你。

在這樣的解除附身治療後，請預期隨之而來的哀傷──而且常常是複雜糾結的哀傷。就算你不認識在世時的作祟靈體，還是可能有同樣的情況。治療後感到悲傷、憤怒、罪惡感、解脫、羞恥、希望和／或恐懼，都很自然，有時候會一次經歷以上全部的感受。每個人經歷哀傷的方式都不同，不要因為「做得不正確」而打擊自己。不管你感覺如何，那都是你的感覺，不需要有任何評判。只要給自己一些時間和空間去感覺就好了。書寫，或跟人聊聊你的感覺會有幫助。

如果這些感覺持續太久，久到讓你覺得不對勁，請尋求專業協助。

這道薰香也可以用來煙熏鬧鬼的房間或物品。這些類型的作祟通常比較複雜，有時候需要外界更細膩的介入處理。不過這道薰香還是不錯的臨時措施，可以讓症狀和緩下來。實際操作時會需要很大量的薰香，最好能夠燒到產生明顯可見的一片一片濃厚煙霧。如果用在受感染的地點，請緊閉門窗煙熏，直到空間中充滿煙霧，讓人難以呼吸，接著再熄滅薰香，然後離開，讓煙霧沉澱一陣子。煙霧散去後，用鹽水擦洗屋內所有的東西。

　　2份　乳香

　　2份　龍蒿

　　1份　丁香

　　1份　大蒜或洋蔥皮

　　你可以朗誦適合的讚歌搭配煙熏儀式。下述獻給泰坦的〈奧菲讚歌〉是我的首選，〈詩篇〉第九十一也很不錯。

> 泰坦諸神啊！如此壯麗，誕生於天與地
>
> 最古老的先祖，躺臥在大地的子宮裡
>
> 從那大地之下至深奧室的沉勾
>
> 祢們永恆地湧流，古老而不受時間擺弄
>
> 深深沉睡在塔塔洛斯的泥土下
>
> 受苦並勞動的眾生都生於祢們：
>
> 那海裡的、有翅羽的、地上的
>
> 寰宇的每個生命都來自於祢們
>
> 我呼喚祢們，懇求祢們來臨：
>
> 讓我們脫離所有作祟的鬼魂

第二重天諸天使的戰場守護
Battlefield Protection with the Angels of the Second Heaven

　　這道薰香是參考《祕密之書》（*Sepher h'Razim*）研發的，該書是古典晚期的猶太魔典。傳說，是天使拉結爾（Raziel）將這本書交給了挪亞，而天使拉結爾的名字表示著「神的祕密」。經歷長時間的亡佚，現代學者蒐集了猶太經典的專屬棺柩「熱尼札」（genizoth）中留下的斷簡，經過拼湊重新尋回了《祕密之書》。這個咒法來自七重天堂的第九階，能製造出在戰鬥中帶來保護的護符。這裡的戰鬥可以理解為字面意義上的戰鬥，也可以當作隱喻詮釋。這也是我為抗爭者製作的護身符。

配方

3份　乳香或其他樹脂

2份　月桂

1份　穗甘松或另一種纈草

你需要

薰香與燃燒方式

捲軸桶

1小張條狀紙片，捲起來時要能放進筆身中（如果你有魔法專用筆，就用那支筆）

塑膠封膜

大圍巾，像是猶太禱告披肩（tallis）或帕什米納

星期二白天大約一小時的時間

作法

◆ 將圍巾覆蓋在頭上，讓視野限制在薰香的煙霧中。進入魔法空間、時間和意識狀態。點燃薰香，從安全的距離外凝視炭火，然後大聲說出以下或類似的話語，同時將之寫在捲軸的一面：

　　第二重天的天使啊！祢們佇立在第九階之上。我，〔名字〕，〔名字〕之子，〔加入一些華麗的頭銜〕，呼喚祢！祢們如此強大而迅捷，在空中飛翔！我，〔名字〕，〔名字〕之子，呼喚祢！祢們的力量是護胸，祢們手裡持著劍、握著弓與飛刀；祢們早已為戰役做好準備，從火焰中跨上火焰的馬，帶著火焰的炙熱駕著火焰的戰車。無論祢們前去何方，驚懼便隨祢們前往。讓這道護符守護我們遠離子彈和催淚瓦斯、弓箭與劍，還有任何擊打。讓它保護〔名字〕之子〔名字〕的整個身體、心與靈魂，此時此刻，永永遠遠。

◆ 將護符翻面，說出天使的名字，同時寫在捲軸的這一面。

גדודיאל	Gedvedial	蓋德維迪阿爾
סכסיאל	Saxial	沙克夏爾
תרסוניאל	Thrasuniel	塞拉蘇尼爾
נצתיאל	Natziel	納齊爾
אצדא	Asdah	阿斯達
רבניא	Rabbiniah	拉比尼阿
הלילאל	Halilal	哈利拉爾
תוקפיאל	Thackfiel	塞克非爾
סמכיאל	Samkiel	薩姆齊爾
פדהאל	Padhal	帕達勒
קרבא	Qarba	喀爾巴
ציאל	Ziel	齊艾爾
פראל	Pirel	彼列爾
פתהיאל	Fethial	飛提阿爾

◆ 再次翻面，再讀一次第一面的文字。

◆ 再度翻面，再讀一次第二面的天使名。

◆ 再次翻面，再度第三次祈請文。

◆ 將捲軸再度翻面，再讀第三次天使名。

◆ 以雙手拿著捲軸，置於薰香上方，發自內心與第七重天第九階的天使禱告。你可能會發現自己受到感召開始唱歌或輕哼，這是很好的衝動，跟著這麼做。

◆ 感覺能量漸強、消退後，說謝謝，然後跟天使道別。

仔細將捲軸包裹在塑膠封膜中，並將邊角摺疊在祈請書的那一面。這麼做可以防止捲軸被雨淋溼或短時間掉到水中。運氣好的話，甚至可以讓它生還於洗衣機，不過不要測試你的好運！將捲軸捲起，「לאידוה」在外部，將它緊緊捲起，要能夠放進捲軸桶中。

讓需要被保護的人將捲軸戴在身上，理想狀態是穿線掛在脖子上，或放在胸前的口袋中，這樣護符會落在接近他們心臟的位置。我喜歡使用紅色的線，額外增添一點好運和守護。

魅惑、愛情與情感療癒

這個部分的薰香是為了修補愛情，或吸引潛在的戀愛對象而設計的。如果要促使另一個人對你有感覺，可以試試看詛咒那一部分的選項，不過我通常不建議那麼做。這部分裡任何的咒法跟蜂蜜罐魔法都是絕佳的組合，你也可以直接把這裡的任何薰香加入蜂蜜。

◇ 喜悅陽光開心香 Sunshine Happiness Joy Bringer ◇

這是我最愛的配方之一，設計的目的是為了直接把治癒身心的喜悅注入聞到它的人體內。在艱辛或充滿情緒的工作後用來泡澡也很棒。像我一樣的老女士感到「骨子裡發寒」的時候，這道薰香是個好選擇。這個配方也非常適合獻給太陽神靈。雖然它不是治療嚴重憂鬱的方法，卻可能有一點點幫助喔！

3份　混合樹脂（在這裡我特別喜歡用希俄斯洋乳香，因為它有種希臘島嶼的感覺）

2份　柑橘皮（混合多種不同柑橘很棒）

1份　乾燥椰子果肉，讓薰香聞起來像熱帶樂園，或至少像高級防晒油

1份　茉莉花，帶來奢華夏季夜晚的氣息

1份　肉桂（使用高品質的錫蘭肉桂真的能為這個配方帶來很大的益處，不過食品店賣的肉桂也可以）

這道薰香一小部分的靈感來源是《祕密之書》裡的一個配方，它非常適合跟下面的咒術合併使用，最佳時機是星期天的黎明，大約日出前半個小時。最初的設計是施加在自己身上，不過也可以改編，使用人偶施在他人身上。

開始前，泡個美妙的澡，穿上慶典服飾。以悅人耳目的方式，將上面的薰香、蠟燭（蜂蠟最佳）、鈴鐺（銅質最佳）、一把刀（黑曜岩刀最佳）擺放好，讓你站著的時候（理想情況是在戶外，面向東方）能拿到它們。

點燃蠟燭和薰香，進入魔法空間、時間和意識狀態。舉起雙手，說出以下或類似的話語：

> 我，〔名字〕，〔名字〕之子，向第四重天的天使呼喊；那裡的城堡聳立在雷雲之上，火柱築成、冠有火焰之晃，滿是力量之實，那雨露的糧倉。歡騰者、舞蹈者、狂野之人，七條水與火之河流的諸位天使啊！我，〔名字〕，此刻呼喚祢！來吧！與我頌唱！榮耀歸於世界的生命！

重複以下的名字，直到太陽開始升起：

佩爾夏爾（Persial），祢以夜晚引領太陽，我，〔名字〕，呼喚祢。
阿布拉薩克斯（Abrasax），祢以白晝引領太陽，我，〔名字〕，呼喚祢。
力比雅（Libbial），心的天使，我，〔名字〕，呼喚祢。
薩德齊爾（Tzedekiel），慈悲的天使，我，〔名字〕，呼喚祢。
轟維彌爾（Nevimiel），預言的天使，我，〔名字〕，呼喚祢。

第四重天的諸位天使啊！以沙代・艾爾・亥（Shaddai El Chai）之名，我，〔名字〕，呼喚祢們降臨！

一見到日出的第一道曙光時，說下面或類似的話語：

　　在大空之道上太陽照亮世界的諸位天使啊！以「一」的力量——祂的憤怒移動群山，祂的力量平靜海洋，祂的一瞥撼搖世界的梁柱，祂坐在神聖榮耀王國的偉大王座之上，祂行於整個世界——以祂偉大、令人畏懼、滿是力量、巍峨、強悍、雄偉、神聖、強壯、充滿驚奇、祕密、備受稱頌、榮耀的名，我呼喚祢們實現我的意志與渴望，此刻，這個季節，為我揭露太陽治癒的榮光，無有傷害或恐懼。

沉浸在升起的朝陽下，再次感覺它的力量喚醒了你心中更多喜悅。這時候你也可以以下面或類似的話語向太陽提出更精確的要求：

　　神聖的海利歐斯，祢自東方升起，好水手、值得信賴的陽光的引領者、可靠的見證者；祢自古建立了天上強大的火輪，秩序的聖神、天空之軸的主宰。主君、璀璨的領袖、王、士兵！我，〔名字〕，〔名字〕之子，向祢呈上我的請願：〔此處提出訴求〕。

結束與太陽的對話後，致上感謝，並說以下或類似的話語：

　　萬福諸天使，以「一」的名——祂在光耀與榮光裡造了祢們，讓祢們點亮世界——我呼喚祢們，因此祢們不會對我造成傷害，不會為我帶來恐懼，而我們永遠以愛與療癒連繫在一起。我不會害怕，不會顫抖也不會哭泣，因為祢們與我同行。

　　阿門　細拉

◇ 心碎療癒香 Heart Healer ◇

心碎的存在非常真實，發生的原因有很多，不只是結束一段戀情、家人或朋友過世，或甚至更抽象的情況，例如失去工作導致喪失自我認同，都可能讓人心碎。在你的心靈體（psychic body）中，破碎的心是個真實、可以觸摸得到的傷口，需要時間跟照養才能好好治癒。如果忽略那道傷口或不適當照護，它可能會化膿潰爛，最終從內在毒害你。我們都認識某個因為心碎而內心潰爛、染上苦澀的人，他們的感染嚴重到慢慢擴散到了整個靈魂。儘管如此，我們心底也都知道，心碎確實能夠也會好起來的，我們終能再次變得強壯而完整。有時候，復原的過程只需要時間和休息。身體有著非常出色的自癒力，不需要我們的介入。不過，也有很多無法自己好的傷，因此我們發明了藥物；同樣地，心靈也有出色的自癒力，不過不總是足夠，因此我們發明了魔法。

我的父母過世不久之後，我在做一種冥想，其中將能量身體（energy body）視為地景空間，我們可以在其中穿梭行走。例如，子宮的大釜——有時也被稱為生殖輪或丹田——我通常把它想像成閃耀著蛋白石光華的海洋，聞起來像橘子，感覺起來像有泡沫水柱的熱澡缸。同樣道理，我總是把心輪想像成蓊鬱的夏季森林。我在那個時候的冥想中，感覺到森林被砍倒了。我聽見電鋸聲也聞到煙味。我無法阻止那一切。很快我心中的森林就被剷平了。就在那時，我明白到心碎並不是隱喻。我的心真的受傷了，需要修補。許多魔法幫助我渡過了療傷期，這道薰香是其中之一。

- 4份　乳香，帶來陽光的輕盈和驅散陰靈的力量
- 2份　玫瑰花瓣，帶來與愛的連結，以及溫柔的療癒
- 2份　神香草，帶來溫柔的治癒
- 1份　檸檬皮，穿透濃霧
- 1份　迷迭香，紀念美好的時光
- 1份　山楂，療癒破碎的心

◇ 愛情魔咒 Love Spell ◇

這道薰香有多種用法。第一，可以作為祭禮，獻給任何金星或與戀愛和性有關的神靈；也是多種愛情魔法的基礎，隨後會附上一個例子。用作居家空間香氛的味道非常美妙悅人，尤其適合臥室；也可以磨成細粉，少量加入給戀人的蜂蜜蛋糕裡。

1份　希俄斯洋乳香，象徵波光粼粼的海水和白沙的奢華，象徵阿芙蘿黛蒂受祝福的誕生浮沫

3份　玫瑰花瓣，愛自身的綻放、花中之后，醉人又令人沉淪的芬芳

2份　蘋果花，象徵戀愛萌芽時的輕盈和喜悅

1份　貓薄荷，像吸引貓一樣吸引他們

1份　達米阿那，安撫焦慮、提升信心，製造戀愛氛圍

1份　肉桂，帶來溫暖，融化冰封的心，以及帶來隱密的躁動

◇ 完美情人召喚咒 ◇

開始執行咒法前，先花點時間好好想想你希望戀人有哪些特質。別忘了也列入生活的基本必需條件，因為這真的是那種「許願請小心」的情況。我有過這些魔法完美生效的經驗，確實為我帶來所祈求的人，只不過我忘了在清單上加入某些很重要的條件……所以對方不是已經結婚了、住在三千英里外，就是太年輕……等等。仔細思考，然後列出清單。詳細到極端也沒關係，也不用不好意思加入膚淺的條件，或你覺得自己不應該想要的東西。愈詳細愈好。把清單擱置一兩天後再讀過一遍，再三確認上面真的是你想要的。

你需要

愛情魔咒薰香以及燃燒方式

你的清單

玻璃罐裝的七天禱告蠟燭（粉紅色和／或玫瑰香味的最佳，不過白色的也可

以。瓜達露佩聖母蠟燭通常是粉紅色而且帶有玫瑰香，幾乎在任何西班牙裔社區的雜貨店中都能找到。不過用在這個儀式時，請撕掉標籤，因為你需要在蠟燭罐上寫字。如果把標籤撕掉讓你感覺怪怪的，買兩份蠟燭，一份點燃獻給聖母，解釋你需要另一份，而且無意褻瀆她的聖像。）

黑色麥克筆

大約一小時暫時不懷疑的時間，上弦月的星期五夜晚最為理想

作法

◆ 以任何方法進入魔法時間、空間與意識狀態。

◆ 用麥克筆仔細把清單寫在蠟燭罐子上。記得目測一下清單長度，並選擇適合的字體大小，好讓要求能完全寫上。如果有多餘的空間，可以畫些愛心、七芒星、邱比特的箭、維納斯的鏡子，或其他有愛情魔法感覺的符號。

◆ 點燃薰香和蠟燭。

◆ 對蠟燭朗誦阿芙蘿黛蒂的〈奧菲讚歌〉——不是朝向蠟燭，而是對蠟燭朗誦。將蠟燭當成有自己性格的存在對待，彷彿其中有真正的靈魂——它是愛你、關係你的存在，只想要你找到最合適的對象。

◆ 如果要讓咒法升級，可以將蠟燭奉獻給掌管愛情的神靈。向祂們承諾，如果魔法成功實現，將以更多蠟燭，或許還有玫瑰還願。得到想要的事物後，一定要履行諾言。

◆ 每晚大聲朗誦讚歌，直到蠟燭燒盡。

◆ 根據我的經驗，蠟燭燒完後大約在一到兩個星期內對的人就會出現，就我自己最久不超過一個月。當然，如果你都不出門，那就會需要更久。去參加派對、政治抗爭、諾斯底派彌撒、博物館遊行，或其他你想要遇到的人可能會去的地方。

◆ 這道咒法的目的是遇見好情人。實際上要不要追求他們是你的選

擇。我非常不建議追求型的戀愛魔法。每一次我做完結果都讓我
後悔。就算真的生效了，你也會永遠疑惑：「是我讓他們愛上我的
嗎？這到底是不是真的？」

◇ 耶洗別的紅洋裝 *Jezebel's Red Dress* ◇

這道薰香原先是為女人設計以吸引男人，讓他們覺得使用者很性感。不過
我有一切理由相信它對任何性別或性取向的人都有用。咒術本身不會區別或篩
選吸引到的對象，它只會帶來性。雖然我自己沒遇到過同樣的問題，但有些比
我漂亮很多的人回報說吸引到的目光和挑逗會達到讓人不舒服的程度。施用請
謹慎。

傳說，提爾（Tyre）的公主——透過聯姻成為以色列女王的耶洗別（לְבִזִיא），
是巴力和阿舍拉（Baal and Asherah）的女祭司，她在以色列建立了對他們的崇拜。
她的名字源於神聖啼哭「לעב וזיא」（Ezo Baal）——在下方的咒語中，我翻譯成「我
的王子在哪兒？」，這是一種出現於閃米文化儀式習俗中的作法，類似於希臘羅
馬體系裡「為阿多尼斯哭泣」的功用。如果你對該神話不熟悉，可以理解成類似
現代不列顛異教信仰的「約翰・麥穀死了！」

我第一次請耶洗別幫忙之後，在我準備著裝出門的時候，腦海中有個小小
的聲音告訴我：「不！穿那件紅洋裝。」那次出去玩得很開心。這道薰香也可以
磨成細粉，浸泡成香油，或帶在左邊的口袋中用以招引幸運物。穿紅洋裝不是
執行這道咒法的必要條件，可以穿上任何讓你覺得自己性感的衣物。

1份　希俄斯洋乳香

2份　檀香

3份　玫瑰

2份　茉莉

1份　乾燥莓果

1份　薑

◇ 耶洗別招引術 ◇

寫一張簡短的祈願書，陳述你想要的。點亮紅色蠟燭和薰香，並躺在祈願書上。開始觸摸自己，你懂我在說什麼吧？ 隨著力量累積，達到高潮之前，說出以下或類似的話語：

> 耶洗別，阿舍拉的女祭司、巴力的女祭司，我與妳一起哭啼：在哪兒，噢，在哪兒，我的王子啊？耶洗別，腓尼基的女皇、伊托巴爾（Ithobaal）的女兒，從陰間的深處上來吧，上來吧！
>
> 耶洗別，今夜與我同在！
>
> 在哪兒，噢，在哪兒，我的王子啊？

花漾年華 *In the Mood*

這是一道非常甜美、可人、撩動感官的配方，可以用來創造閨房的氛圍，也可以作為祭品獻給金星的神靈，在慾望和情慾的咒法中尤其能夠大放異彩。其中材料呼應了胡毒的配方，像是「快吻我！」或「來到我身旁！」，基本上在魔法中可以跟那些配方互相替換使用。也可以磨成細粉加進甜杏仁油中浸泡，用來塗抹蠟燭。在這道咒法中，尤其適合使用塑成性器官形狀的蠟燭，網路上或任何巫術商店都有賣。你也可以再加入半份的肉桂來推一把，如果想要醞釀久一點，可以用菸草取代一半的達米阿那。

3份　達米阿那，提升慾望、減少束縛

1份　檀香，帶來奢華和感官愉悅

1份　茉莉，象徵慾望

1份　玫瑰，象徵愛情

1份　樹脂，象徵喜悅

1份　巖愛草，象徵冒險

1份　蜜棗，象徵甜蜜

幸運與成功

幸運女神的眷顧 *Fortune's Favor*

　　這道薰香的功用單純就是帶來好運，適用於幾乎任何情況。畢竟，誰不想要更多好運呢？它跟許多稱為「快速幸運」（Fast Luck）的配方很類似，彼此多少可以互相替換使用。這個配方特別是為了請求希臘女神堤喀（Tykhe）設計的，要改編成不請求她幫助的版本也很容易。「堤喀」這個名字通常被翻譯為「運」（Fortune），沿襲了她的拉丁名福圖納（Fortuna）。堤喀的希臘文「τύχη」來自「τυχανο」，意指「撞到、遇到」（to hit），如「運氣好撞見」（to hit upon by chance）、「中頭獎」（hit the jackpot）或「擊中目標」（hit the target）。

　　在希臘，堤喀有三種主要的形象，我通常把他們想成姐妹。充滿喜悅的形象被稱為尤蒂奇雅（好福氣），經常被描繪成捧著豐饒之角和嬰兒普路托斯（Ploutos，冥王）。堤喀最原始的形象描繪中，時常帶著一裹線球，是摩伊賴之一──命運的紡織者。最後，堤喀在他的黑暗形象中拿著一把劍，並被稱為涅墨西斯（Nemesis），意思是「賜予公平之人」或「補償」。他鞭笞惡人，審查他姐妹的浮華，保持一切平衡。他的名字進入英文後有了「敵人」的意義，這是我們文化過度渴望不受限的貪婪以及不公平的財富與特權積累的結果。他不是人民的敵人。

　4份　乳香或其他樹脂

　1份　薄荷，或更有「快速幸運」感的冬青（wintergreen）

　1份　肉桂

　1份　玫瑰，或另一種甜美的花朵

◇ 帶來幸運的魔法 ◇

你需要

紙筆

10枚硬幣（我喜歡用金色的薩卡加維亞〔Sacagawea〕硬幣，不過任何硬幣都可以。最好不要太吝嗇，但如果經濟上有困難，面額小的銅板也可以）

1杯水

蠟燭

薰香（上述的薰香最佳，不過純乳香也可以）

1個托盤或大餐盤，放置桌上（黃銅送菜盤便很完美）

大約半小時的時間

跟之前一樣，首先明確決定你要的是什麼。當你確切知道願望後，寫一封信向堤喀祈求。以書寫體寫信——這只是為了讓祭壇擺設更漂亮而已，不是必須。用字遣詞盡量優美，不過不要以語意的清晰度為代價換取詩意。

寫好祈願書之後放置於桌面上，然後將十枚硬幣擺放成三角錐形金字塔，如下所述：先用六枚硬幣排列出等邊三角形，尖端面對聖像；然後在上方中心用三枚硬幣再次排列出三角形，並把最後一枚硬幣擺放在上方。在中央的硬幣上放上香炭——現在還不要點燃。在一旁放上水和蠟燭。最好事前架設好祭壇，然後再進入魔法空間、時間和意識狀態。說出以下或類似的話語：

> 堤喀，美麗、強大、備受崇敬的女神，我奉上了黃金的祭禮，我為祢點燃火焰（點亮蠟燭）；我為祢燃燒甜美的薰香（點燃薰香），願其芬芳喚醒祢，令祢欣喜。願這些祭禮都化為祢最渴望的事物！我為祢獻上了這些美好的祭品，我只請求祢簡單的祝福：〔描述你想要的事物〕。

處於魔法空間、時間和意識狀態中，與堤喀對話，聆聽、感受祂的回應。觀看香煙旋繞化為種種面孔。這段時間可以使用任何你喜歡的占卜方法與堤喀溝通。

如果你在儀式中沒有接收到任何清晰的回應，那麼便期待回應在夢裡出現。

多多留意薰香，以免下方的祈願書著火。如果真的起火了怎麼辦？沒關係，這就是為什麼要準備一杯水在旁邊。結束後，將水從上方倒下，確定一切都冷卻了下來。這就是需要使用托盤的原因：既是為了承接溢出的水，也是為了避免讓桌子意外起火燃燒。

在接下來的一個星期中，將十枚硬幣全部送出去，每個都帶著幸運的祝福，送給十個不同的乞丐最理想。如果到了一星期的盡頭，硬幣還有剩，你可以把剩下的留在十字路口，或丟進許願井或噴泉；不過更好的作法是直接把它們塞進比較不那麼有福氣的人手中，同時觸碰他們的手，看著他們的眼睛，傳遞祝福。你的要求實現之後，你應該給出更多以表感恩。願望兌現後，祈願書就可以儀式性地處理掉，或收納於祈願盒裡。

尼姬的勝利花冠 *Nike's Victory Wreath Incense*

尼姬是希臘的勝利女神，畫作中祂經常站立在宙斯的手裡。尼姬最強大的符號是月桂冠，而月桂樹跟阿波羅有很深的淵源。德爾菲的皮媞亞女祭司在給出神諭時便會咀嚼月桂葉。此外，它也被頒發給皮媞亞慶典上運動和詩歌大賽的勝利者，這項習俗如今已散布到了我們整個文化中。直到今日，月桂冠跟勝利之間的關聯緊密到可見於數個英文諺語。當我們說某人「在他的月桂上休息」(resting on their laurels)，表示他們滿足地沉浸在過去的成功裡，再也沒有任何野心。我們在許多指稱傑出人才的詞彙中也使用月桂，像是「桂冠詩人」(poet laureate) 和「學士」(baccalaureate)。

這道薰香材料上和用途上都類似胡毒中經常被稱為「成功皇冠」的配方，可以用於任何需要該配方的咒法中。

3份　乳香

2份　月桂葉（在壓碎月桂葉之前，寫上尼姬的希臘名「NIKH」能夠額外增強
　　　力量）

1份　雪松或另一種芳香木料

比起預先混合，我更喜歡把這道薰香材料疊起來燒。鋪好一層碎石、泥土、沙子或鹽，覆上一層雪松木屑，放上香炭，然後直接在炭上放一片月桂葉。在月桂葉的一面畫上象徵願望的符文，另一面寫上尼姬的名字。在葉子上放一枚金幣，並在金幣上加點乳香。待薰香燒完炭火冷卻後，清洗硬幣，當成勝利幸運符隨身攜帶。

魅力破錶 *Charismatic AF*

這道薰香適合所有你想要讓其他人迷上你的情況。非常適合在工作面試、初次約會，還有各種類型的表演前，用來讓自己進入狀態。它是設計來配合下述咒法使用的，其中呼喚了恩典三女神（Graces），借用祂們的力量來在一段特定的時間內表演或訪談；也可以將它作為祭禮獻給恩典三女神。

3份　樹脂，像太陽一樣閃耀

2份　玫瑰，讓所有人都愛你

1份　丁香，讓你又機智又聰明又酷

1份　百里香，讓你自信又勇敢

1份　野花，帶來簡單的魅力（我喜歡用香菫菜和苜蓿，不過任何當地的新鮮花朵都很好）

歐開諾斯（Okeanos，大洋）美麗的女兒歐律諾墨（Eurynome，廣遊者）為宙斯產下了三位面貌姣好的卡里特斯（Charities，恩典）：阿格萊亞（Aglaea，光耀者）、歐芙洛緒涅（Euphrosyne，喜悅）與可人的塔利亞（Thalia，豐沛）。祂們額下的目光如此美麗，愛從祂們的注視流瀉，令人四肢酥軟。

恩典三女神是魅力和創造力的女神，祂們是化身為人的恩典，祂們賜予的禮物是我們稱為魅力或雍容的事物。一如上方來自海希奧德《神譜》的引

言所述，恩典三女神通常被理解為三位姐妹，儘管祂們的名字和血緣關係在每個說書人的故事裡都有所不同。恩典三女神在希臘被稱為「Charites」，英文「charismatics」（魅力特質）在意義上比「charity」（慈善）更接近三女神之名。祂們是非常古老的女神，在希臘語來到我們現在稱為希臘的土地之前就已經存在著信仰了。

祂們上古的形象是跳著舞的自然神靈，特別連結到了喜悅、豐饒和清新的淡水泉。

從古至今，恩典三女神的形象一致性非常高。祂們幾乎總是被描繪成三名美麗的年輕女子在一起跳著舞，通常是裸體，但有時候穿著薄透的長袍；祂們的手臂常常互相交搭著。祂們的形象穩固得非常突出，無論是由龐貝的古代人、山德羅・波提且利（Sandro Botticelli）或畢卡索所畫；無論是以大理石雕刻成的古典雕像，或粗野主義的銅鑄像，你永遠都能認出恩典三女神。如果你不熟悉祂們的形象，進行咒法前請先多查看幾個例子。

在這道咒法中，我們會使用一項稱為「著神裝」（assuming of the god form）的經典技巧，目的是借用祂們的魅力。只要學會了這項技巧，我想你要把它套用在其他有著明確穩固形象的神靈身上也不會有困難。「著神裝」基本上是將自己的氣場跟特定的神聖能量調和的方法，這是模仿和通靈（channeling）的中間階段。

思考一下你想要哪些種類的優雅特質，或許可以列出一張清單。例如，你可能想要自信、機智、迷人、有趣、令人難忘。想像擁有那些天賦感覺起來會是怎麼樣；想像將那些特質展現到極致的人——真實或虛構的都可以——哪些行為顯示出他們擁有特定的優雅特質？

選擇一幅恩典三女神的著名作品，祂們的形象要能最清楚地呼應你選擇的特質。花點時間仔細研究，留意所有小細節，理解所有象徵。可能的話，前往博物館觀賞作品，不過在網路上看圖片也很足夠了。分析時不需要重新發明輪子。我之所以要你選擇有名的作品，是因為如此一來你就可以研究他人對作品的想法了。覺得真的認識了選擇的作品後，試著想像成為作品中的主角。成為

恩典三女神之中的其中一位感覺起來是什麼樣的呢？選擇其中一位女神，擺出跟祂一樣的姿勢，感覺看看成為女神是怎麼一回事。

研究和準備工作完成後，就能開始施展咒法了。點燃薰香和一根蜂蠟蠟燭。關掉所有的燈。進入魔法空間、時間和意識狀態。呼喚恩典三女神，並說明為什麼呼喚祂們：為了你之後要進行的活動，請求祂們暫時將魅力注入你的氣場中。

閉上眼睛，想像自己像穿上戲服一樣「穿上」你選擇的恩典女神。感覺到自己套上祂的形象，成為祂、跟祂的姐妹一起跳舞。雖然你也可以選擇坐著進行，不過你可能會發現實際站起來跳舞很有幫助。

當你感到自己成功穿上恩典女神的外皮後，讓祂的神髓浸透你的核心。最主要的工作是仔細回到中心、澄清自我，暫時安靜下來，讓神有空間呼吸。你可能會再次開始舞動，或以恩典三女神的名義講說預言。順著做下去。

成為恩典女神且感到自在之後，將那種感覺注入某種護符中。珠寶很棒，特別的領帶或甚至能放在口袋裡的幸運符更好。如果護符的主題吻合恩典三女神就再好不過了，像是花環、蘋果、玫瑰、桃金孃花或骰子。要找到描繪恩典三女神的浮雕飾品（cameo）相對容易，如果打算經常請祂們幫忙可以考慮。

想像自己是恩典女神，將幸運符握在手中，靠近心臟，吐入氣息，好好愛它。以你祈求的禮物祝福幸運符。耗盡所有力量，無法繼續維持神裝型態時，記得說謝謝和再見。以這種方式製作的護符無法維持太久，最好在你需要使用的前一天製作。更有經驗的魔法師可以輕鬆改編同一個技巧，製作能維持更久的護符。

三重許願法 *Threefold Wishing*

這道咒法可以依照任何目的調整使用。不像本書中大多數的配方，這個配方比較適合不要將材料混合在一起，而是隨著魔法進行，輪番加入每一項材料，它們會在燃燒時混合。

整顆黑胡椒粒（先在水裡泡一下，減緩燃燒的速度。三顆黑胡椒粒就很夠了，絕對不要燒胡椒粉，這麼做基本上是在對自己施放催淚瓦斯）
白乳香或其他樹脂（在這個魔法中使用你最高等級的乳香會有更多回報）
紅玫瑰花瓣

開始前，為你的願望清楚規劃一套三點型策略。
什麼必須被毀滅？ 什麼必須被創造？ 你希望什麼有所成長？

即使每個問題的答案很抽象也沒關係，不過愈具體精確愈好。如果三個階段能形成連貫的策略更好，例如：「摧毀脂肪、創造能量、讓肌肉成長」；或者「摧毀負債、創造機會、讓財富成長」；又或者「摧毀詛咒、創造同盟、讓力量成長」。在開始執行咒法前，先決定清楚、簡單、直截了當的願望。

設計或找到三個容易畫的小符號或符文，分別用來代表每個階段。剪三張圓形紙片——我用二十五美分當模板描出圓形——並在每張紙上各自畫上符文。在紙片背面標號，以免不小心弄錯施法的順序。為符文注入能量，但還不要發動。

這道咒法可以在任何時候進行，不過在日食或月食下尤其強大。如果在日月食執行，安排好時間，讓黑色階段對應到天色變暗，白色階段對應到全食，而紅色階段對應到天色再度轉亮。新月或星期六也都很適合。

在祭壇上擺放一把燧石刀、一杯全脂牛奶、一顆蛋，以及一、三、七或十三朵紅玫瑰。將玫瑰插在花瓶裡，若是之後你可以好好照料的玫瑰盆栽更好。準備好後，進入魔法空間、時間和意識狀態，並點燃香炭。
並說（類似以下的話）：

Ἑκάτη Τριοδίτις（黑卡蒂・提里歐地提斯），三叉路的女巫
術士女皇，我呼喚妳！ 請幫助我實現我的意志：
〔在這裡敘述你的願望〕

將第一道符文跟黑胡椒粒放在炭火上，並說出類似的話語：

以最黑的夜、以燧石刀的尖銳，斬除束縛我的鎖鏈！

儀式性地繞著自己裁出一個圓圈。

第一道符文完全燒盡之前不要繼續。

接著將第二道符文跟乳香一起放在炭火上，並說出類似的話語：

以白殼的蛋和香濃的奶，讓我所渴望的前來！

喝一口奶，沉浸在它的美好中，然後將剩下的奶倒在蛋上。第二道符文完全燒盡之前不要繼續。

將第三道符文和玫瑰花瓣放在炭火上。想要的話也可以加入一滴自己的血，不過不是必須。說出類似的話：

以最紅的血和玫瑰，讓我的願望成長茁壯，真正實現！

第三道符文完全燒盡之前不要繼續。

等到所有符文完全燒盡，你也感覺完成時，說：

持火者、少女、女神、皇后，在我行走在這三重道路上時請指引我。

尼格列多。阿爾巴諾。盧貝多。（Nigredo. Albano. Rubedo. *）

女神，女巫，女祭司啊！

雖然不嚴格要求，不過如果不是在日月食期間進行，建議重複同樣的咒法三次。可以連續三天進行，或連三週每週一次，或連續三個新月各做一次。

＊譯注：煉金術三階段。

◁ 金錢與豐盛 ▷

　　金錢魔法有五大類，我分別把它們稱為「現金快來」(Quick Cash)、「金錢療癒」(Money Healing)、「債務擊破」(Debt Busting)、「創造收入」(Income Generating) 和「建築財富」(Wealth Building)。每一類都很重要，長期的金錢魔法應該將五大類都納入計畫。如果你發現自己持續依賴「現金快來」魔法，那你應該開始做其他類型的金錢魔法以得到保障。如果你發現自己從來不需要「現金快來」，那麼你可能需要少囤積一點，並將金錢給出去。

現金嘩啦啦快快來 *Ka-Ching! Quick Cash*

　　當你在相對短時間內需要小量現金時，就可以用「現金快來」魔法。每個人對「相對少量」的定義都不同，不過基本上我們在說的是少於你一個月薪資，並且在少於兩星期的時間內需要的量。這種魔法是在你只需要一點額外的錢來打平收支時用的。小心：以這種類型的魔法帶來的金錢，「來得快，去得也快」，並不是長久的解決方案。如果你發現自己一個月又一個月求助於這種魔法，表示你也需要開始做其他四種種類。

　　執行這種魔法時，記得對不尋常的機會保持警覺，金錢經常以預料之外的方式出現。例如，我曾經跟泰坦女神尤芙麗雷莎 (Euphyressa) 一起做過一些「金錢快來」工作，祂是擁有許多力量的泰坦女神，也是祂「讓黃金閃閃發光」的。隔天，我就接到委託，案主請我寫一篇女巨人的色情文學。眾神就是那麼深不可測！

　　2份　乳香，像陽光一樣灑落在你身上

　　1份　菸草，獻給幸運之靈的祭品

　　1份　肉桂，讓情況熱起來，讓事物開始流動

　　1份　檸檬皮，在眾多雜音中另闢蹊徑

$$¢¢ $$ 魔法 $$¢¢ $$ Spell

在這個魔法中,我們會在一張紙幣中注入能量,讓它成為代表你的大使進入世界,幫你招募更多金錢回來。最佳的施法時機是星期三的木星時,或星期天的水星時,不過任何時候都可以進行。這道咒法的靈感來自凱特·愛隆沃德(Cat Yronwode)在幸運魔九奇玩公司(Lucky Mojo Curio Company)的網站上教的魔法。

你需要

薰香和燃燒的方式

2張或更多紙鈔(我喜歡用二美元紙鈔——可以在美國銀行換到——不過你也可以用你當地貨幣任何面額的鈔票。可能的話,使用至少一張某方面較為特別或不尋常的紙鈔)

永久麥克筆(金色最佳,但綠色或黑色也可以)

肥皂和水

首先用肥皂和水仔細清洗鈔票,並放在陽光下晒乾。準備好後,點燃薰香,進入魔法空間、時間和意識狀態。集中意念,仔細在每張鈔票的四個角,以斜角的方向寫下成功符文「$$¢¢ $$」,兩面都要寫。在司庫的簽名底下寫上自己名字的縮寫。然後將紙鈔過香,來回在香煙中擺動,祈禱更多金錢來到你身邊。〈詩篇〉第二十三是個很好的選擇,堤喀的〈奧菲讚歌〉也很棒。不過,我認為最好的作法是發自內心,用你自己的話說出當下的希望和恐懼。持續禱告和熏化鈔票,直到薰香熄滅。為更多紙鈔注入能量跟祝福兩張一樣簡單。施行這道咒法時,當然也可以為自己手邊所有的紙鈔都注入能量。謹慎地把一張紙鈔塞進皮夾,並把剩下的花掉,購買能幫助你賺錢的事物,例如辦公文具或工作制服。就我的意見,把它們花在讓你去上班或面試的油錢或公車錢特別好,因為這樣能幫助你走在成功的道路上。

金錢療癒 *Money Healing*

關於金錢，我們的文化教了我們很多噁心又自相矛盾的事。直到你改善那一切之前，你永遠無法跟金錢處在對的關係裡。這道薰香是設計來配合規律學習、觀照內在、冥想和陰影工作使用的，能為療癒的過程提供幫助。注意：對金錢在我們社會中的運作方式「覺醒」，可不是什麼好玩的事，不過此為必要。

乳香，如太陽般照耀，揭露對你隱藏的真相，以及消滅一切腐敗

柑橘皮，澄清、斬開一切汙漬和腐敗

百里香，帶來療癒，並賜予你清楚看見自己所處現實的勇氣

野花，尤其苜蓿（一部分是提醒你在這個工作中找到喜悅，同時也提醒你一切財富的基礎是土地）

◇ 金錢磁鐵薰香 *Money Magnet Incense* ◇

任何人都可以使用這道薰香來吸引金錢，最適合跟能創造錢流的非魔法活動配合使用，例如舉辦舊物出清、做副業，或去拜訪有錢的伯伯。把它理解為廣告魔法再適合不過了。就像大多數的廣告魔法，配方中汲取了愛情魔法傳統材料的力量，能吸引注意力、引發欲望，同時揉合了經常用於財富相關魔法的媒材。

4份　松脂或其他樹脂

2份　雪松或其他香木

2份　玫瑰

1份　丁香

1份　月桂葉

◇ 在會展或其他活動有助於銷售的咒法 ◇

這道咒法是設計在商家休息室執行的，時機是已經布置好攤位，但客人還沒入場時。盡量招募其他商家一起施法，人愈多愈好。你跟他們並不是競爭的

關係。有更多人來，而且還都處在想購物的心情，對所有人都好。雖然原來的設計是燃燒上面的薰香，不過將散香撒在場地各處也會有效果且通常必須那麼做，因為很多場地都禁止燒香。你需要至少888美元的零錢，撒在走道上＊。

> 市集之主墨丘利
> 聆聽禱告來這裡！
> 天上市場操持者
> 降下祢的好運氣。
> 我們洗好了牌，放好了貨
> 我們擺好了攤，等著收銀。
> 上好的香品獻於祢
> 還有八百八十八枚硬幣。
> 商人魔法師卜者竊賊的聖神
> 帶給群巫意想不到的富裕
> 富裕足夠一生享福氣。

◇ 科爾尼普斯除債法 A Khernips Spell for Getting Out of Debt ◇

科爾尼普斯（Khernips）是一種受過祝福的聖水，在希臘重建主義宗教中廣受歡迎。製作方法是將燃燒中的藥草或薰香投入水中，用來清除靈性汙染的瘴氣。在這個咒法中，不要使用香炭，因為這樣水會受到汙染。我通常把薰香放在鋪了錫箔紙的鑄鐵煎鍋中，然後放在爐子上加熱，直到開始冒煙。以下是我一般製作科爾尼普斯的配方，不過其實幾乎任何薰香都有效果。將所有材料磨成很細的粉末。

1份　松脂或另一種樹脂

1份　月桂葉

1份　迷迭香

＊ 譯注：或許可以使用新臺幣888元。

你需要

薰香和能夠乾淨燃燒的方式

2只玻璃或金屬大碗，或其他較深的容器（愈大愈好，至少要深到足以讓人偶完全淹沒其中）

活水，也就是從自然來源採集的水，像河水或雨水

你不介意弄髒的舊毛巾（這個咒法可能會弄得比較髒亂，因此在室外進行最為容易）

代表負債者的小蜂蠟人偶，盡可能多地加入連結，例如血液、頭髮、指甲、照片等等（如果人偶材質不是蜂蠟也沒關係，但要能夠浮在水中才行）

綁在短線上的釣魚用鉛墜

跟債務有關的文件，像是帳單等等（這些文件會被毀壞，可以用影印本）

可能的話，連結到債主的物質，例如貸款貸方停車場的一塊石頭（銀行的宣傳文案、他們的 logo 等等都很棒，信用卡也很好。這些東西都會受到汙損）

6枚金色硬幣（薩卡加維亞金幣非常好，這些硬幣在儀式中會受到祝福）

剪刀

紅色墨水或顏料

手帕或其他小塊布料

準備工作

◆ 開始執行前請先讀過整個咒法。

◆ 完整寫下你所有的負債，並蒐集所有能夠取得的佐證資料。

◆ 花點時間思考自己是如何落入現在的境地。是緩慢發生，還是非常快速？是緊急醫療支出嗎？是竊盜嗎？還是不負責任的花費？寫一封信給自己，解釋發生的事。負起責任，並為你做錯的部分告解，最後確定你已經提到任何可能再次發生的事。

◆ 清楚寫下你希望發生的事。從負債中得到救贖會是什麼樣子？記得

附上合理的期限，然後將這些寫成漂亮的祈願書。

◆ 在容器下方墊一些毛巾，這個咒法會弄出一團亂。

◆ 準備好人偶，為之施洗命名。用一到兩英寸（約2.5到5公分）的繩子將魚墜綁在人偶身上。

◆ 準備「債務的紅墨水」：

在容器的底部鋪上債務相關文件和債主的連結，還有你寫給自己的信，並在容器中倒入染紅的水，加至半滿。

讓話語落在水面上，將之命名為「債務的紅墨水」。向它解釋它就是正在讓你溺斃的債務之海。說出所有的債，說明這些債務如何發生、如何對你造成損害，還有你的需求。真心感受這一切。可能的話，哭出來，讓淚水落入海中。在這一步多花一點時間。

◆ 準備「救贖的淨水」：

在第二個容器的底部鋪上祈願書和六枚硬幣。

加入鹽水。

讓話語落於水面，將之命名為「救贖的淨水」。向它解釋它的本質。在你受到救贖之後，你的境遇會變得如何？記得明確敘述細節。真心感受這一切。可能的話，哭出來，讓淚水落入水中。

◆ 將祈願書、兩碗水、薰香和人偶都擺放在工作平臺上。

儀式

◆ 星期六的太陽時，或星期天的土星時都是很好的選擇，不過任何時間都可以進行。

◆ 以慣常的方式進入魔法時間、空間和意識狀態。

◆ 點燃薰香。

◆ 讓負重的人偶落入債務之海。

◆ 向債務之海吶喊，大聲說出債務給你的最大恐懼和恥辱。真心感受一切。怒吼達到瘋狂的巔峰時……

◆ 讓薰香落入救贖之水，啟動淨水。再次說出它的名字：「你就是那救贖的淨水！」

◆ 剪斷線，讓人偶浮上水面，撈起，然後以救贖的淨水清洗。清洗的同時，說類似這樣的話語：「你獲救了！債務全被洗淨！」

◆ 仔細、溫柔、帶著愛意將人偶擦乾，包裹在手帕中。好好收起，以備未來使用。

◆ 最好能將救贖的淨水倒在土地上，並且再多倒一些清水稀釋，或通過任何路徑讓它回歸大地，有必要的話包括倒進水槽。請謹慎處理債務之海，馬桶是個好選擇，也可以倒在地面上。記得，其中充滿墨水，對植物不是很好，因此請加入更多水稀釋。

◆ 照常離開儀式時間、空間和意識狀態。

◆ 採取所有適當的日常措施來消除債務。

◇ 秋之富饒 *Autumn Wealth* ◇

靈感可能來自最奇怪的地方。這道薰香的靈感來源是我在網路廣告看到的一款浮誇香氛蠟燭之名。它的名字深深觸動了我，於是我開始想像秋天的財富會是什麼味道：馬上就我想到跟豐收一樣馥郁的薰香──滿是葡萄的金黃，古老香料之路的浮華和富饒為它點睛。而當我仔細一看，發現香氛蠟燭其實叫「秋季花環」時，你可以想像我的失望。原來只是誤讀。無論如何，下面的薰香

是貨真價實的「秋之富饒」，尤其適合有助於獲得豐收的魔法，就像接下來會提到的咒法。

3份　乳香或其他樹脂

1份　肉桂

1份　丁香

1份　西美臘梅或眾香子

1份　菸草

◇ 帶來豐收的咒法 ◇

幾乎所有農業魔法都能改編成帶來收穫的咒法，用在任何你耗費大量心力、希望投資能升值的情況。準備收成努力的成果時，這道咒法能幫上忙。非常適合賣房，但也可以用來獲得升遷、碩士學位，或獲得任何資本的利潤。在下面的例子中，我會用這道咒法來幫助賣房子；你也會看見如何改編。

你需要

大約一小時的時間，星期六的木星時最理想

1小杯乾淨的水

1碗跟目標有關所在地的土

薰香和炭

餅乾或其他小型食物供品

9枚相同的硬幣，此為預付的祭品，「三姐妹」硬幣最為理想

99美元的後付祭品，房子賣出後捐給慈善機構。如果要為其他目的改編這個咒法，可以根據要求的大小供奉比例適當的祭品。如果祭品是金錢，後付乘以九倍是個很好的選擇。

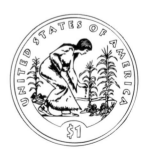

　開始進行咒法前，花點時間仔細規劃你真正要施法的目標。試著把意念縮短為一句話。

　在這個例子中，我的目標是「賣掉房子，獲得收益。」("Sell this house for a profit.")，用任何方法創造出一個象徵目標的符號或符文。如果要用這個咒法賣掉你主要的住家，可以用下面的符文。如果不是，就需要製作自己的。用硬幣在紙上描出圓圈，然後剪下，並在圓紙片上畫上符文。

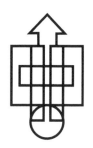

　將圓紙片放在泥土上，將六枚硬幣擺在符文周圍排列成六角形，然後把兩枚硬幣疊在符文上方。將點燃的香炭放於硬幣上，再小心地把另一枚硬幣放在炭上。將薰香隨性撒在整朵硬幣「花」上。

　進入魔法空間、時間和意識狀態，並說出類似的話語：

　我呈上這朵象徵收穫的黃金之花，我已經衷心照料這棟房產〔數字〕年，並且以〔一串例子〕讓它更好。收成這份價值並繼續前進的時刻來臨了。泥土、黃金、花與火，幫助我收割成果。泥土、黃金、花與火，幫助我收割成果……

　繼續詠唱，直到薰香熄滅——多數香炭大約能燒三十到六十分鐘。繼續之前請先確定一切都已經冷卻下來。直到目標實現之前，最上方的硬幣應該一直放在皮夾裡隨身攜帶。目標達成後，把金幣丟進河、湖、噴泉或許願井裡。其他八枚硬幣可以發送給需要的人，或埋在賣出的房產處。

招財薰香 *Wealth-Drawing Incense*

這個配方其實有點作弊：雖然可以當作薰香燃燒，但我更常把它當作芳香乾燥花使用。

尤其是在擺攤時把它撒在錢盒裡，或是放在魔法小豬撲滿中。我會在下面教你怎麼做。

3份　圓柏
2份　無花果乾或葡萄乾
2份　雪松木或另一種芳香木料
1份　玫瑰
1份　完整的黑胡椒粒

冥王普路同與冥后波瑟芬妮的小豬撲滿

Pluton & Persephone's Piggy Bank

之前我們討論過陰間之后看管死者的角色，但還沒深入講過她施予財富的職權。所有財富都來自地下、來自土地。不只是黃金和寶石，大地豐富的果實也是，所有的富庶都源於地裡。以下的工作稍微受到一塊三世紀的羅馬鉛刻板影響，其中以埃列什基伽勒呼喚波瑟芬妮的部分，那是後者在蘇美神話裡的化身。

這道咒法的設計是長時間緩慢積累財富。這不是一個速效咒術，而是長期運作的魔法，耐心會帶來成果。開始前，點燃薰香，以慣常的方式準備施展魔法。如果有關於財富的具體目標，可以創造一個符文——或數個符文——將目標編碼。

接下來，在符文的另一面寫下以下咒文，同時大聲唸出。當中的亂語憑感覺唸也沒關係，不過試著不要支支吾吾。這種情況，有自信地犯錯比怯懦地做對還好。

科瑞・埃列什基伽勒，以妳的大地之名「珂伊末裏　末裏撻爾霍特」
（KEUEMORI MORITHARCHOTH），我呼喚妳！

科瑞・埃列什基伽勒，薩巴爾巴圖赫（ZABARBATHOUCH）

波瑟芬妮，叟達賀圖馬爾（ZAUDACHTHOUMAR）

妳讓種子發芽、花苞綻放、花朵結成果實

妳是大地，果實落入妳體內腐爛

寓居於大地之下的妳

埃列什基伽勒，涅布托所阿雷忒　艾雷本尼　阿爾虧艾　涅哭一
（Ereshkigal NEBOUTOSOUALETH EREBENNE ARKUIA NEKUI）

妳由所有的珠玉妝點，以金與榮耀冠晃

一如妳聚集的富庶不斷增生，請妳也讓我的富裕生長

因我即是妳，而妳即是我

我是波瑟芬妮，波瑟芬妮是我

我是統御一切的女皇，在地下、在地上，也在天上。

我們存在於三個世界，她如是我亦如是。

忒雷齊西忒飛　安姆拉哈拉拉　艾芙伊斯喀雷
（THREKISITHPHE AMRACHARARA EPHOISKERE）

此咒以血封印。

將一滴血滴在紙上，把你自己和符紙牽繫在一起，也封印咒法。

把紙還有一枚金幣放進小豬撲滿裡，在上面撒點薰香作為祭品。每個月月圓時，打開盒子，再次燃燒薰香、誦讀咒文，並存入另一枚金幣。在任何可以的時候，在小豬撲滿裡存入更多錢。之前在「$$¢¢ $$ 魔法」中施了魔法的鈔票也是很好的選擇。你也可以加入像是銀行或投資聲明等等，但是不要放入跟債務有關的文件。

惡咒

惡咒（Malefica）有時被稱為黑魔法，是非常廣泛的範疇，而且界線相當模糊。基本上，我把所有針對他人、未經許可的魔法都視為惡咒。不過，一如所有道德上棘手的問題，只能依照個別案例評估。我最常在政治和社會正義的脈絡下使用惡咒。

釘下來！ *Nail It Down!*

這道薰香被設計來跟下面的咒法搭配使用，目的是防止某片土地賣出或開發。歷史上，房客最常用它來避免富裕居民和企業湧入，讓他們被驅離，不過也可以用在許多其他的脈絡，尤其可以當作環保抗爭的一種形式。

舉例來說，在我自己的巫術中，我用稍微修改過的版本對美國鋼鐵下咒，情況是他們多年來不斷嘗試植入壓裂井（fracking wells）來採礦。這個魔法有兩種版本：一種是為短期需求設計——最多五年；另一種能阻止開發，直到「連鐵都腐朽」。原則上，我鼓勵你只在保育自然土地的情況下使用長期的版本。這道咒法有三個階段：製作薰香、為鐵釘下咒，以及植入釘樁。三個階段可以分開進行，或由不同的人執行。開始前請確定已經完整讀過整個魔法。

◇ 第一階段：製作薰香 ◇

2份　樹脂（理想情況是使用從土地本身周邊野採的樹脂）

1份　木料（理想情況是使用從土地本身周邊野採的木料）

1份　蒿屬植物，代表荒野諸靈

1份　丁香，因為它們看起來像鐵釘，而且可以加入辛辣的火藥味

1撮　從正直的殉道者之墓取得的墓土（我用的土來自在霍姆斯特德起義〔Homestead Uprising, 1892〕被殺害的工人之墓，他們當時在對抗卡內基鋼鐵〔Carnegie Steel〕——也就是現在的美國鋼鐵，卻被擊破公會的傭

兵殺害，傭兵團後來成為了保安公司 Securitas AB）

1撮　強盜寨主的墳土（我用安德魯・卡內基的）

用研磨砵和杵手工研磨，能為這道薰香帶來更多力量。一次研磨一種材料，同時喚醒媒材：

此地的樹木啊！請注意聆聽我的話語：〔描述情況〕。用你們蜿蜒的根緊緊抓住地。〔描述想要的結果〕。阿爾忒米西亞*，親愛的野地守護者，〔描述情況〕。喚醒大地一起戰鬥吧！〔描述想要的結果〕。丁香，小鐵釘、小勇士啊！〔描述情況〕。請借給我你們的力量。這片土地上的前人、殉道者，願你們的勇敢再一次甦醒，〔描述情況〕。請助我一臂之力！〔描述想要的結果〕。掠奪者，你已經看見了自己罪業的代價，補償的時刻到了！〔描述情況〕。爭取你自己的救贖吧！就是現在！〔描述想要的結果〕。

◇ 第二階段：為鐵釘下咒 ◇

薰香調製完成之後，準備好鐵釘。如果用於暫時固著——大多數情況我建議使用這種類型——則使用木樁，以盡可能靠近咒法目標土地處蒐集的枯枝落木製作。隨著木樁腐朽、回歸大地，咒術也會解除。這是最好的選項。如果想要咒法繼續運作，你可以每過幾年就重新下釘。另一方面，如果要造成永久的影響，可以使用金屬釘，而鐵道釘最為理想。未來如果要解除咒法束縛，就必須移除釘子。我建議只在自然土地保育、自然公園、保育區等情況下使用這個版本。

為什麼我不建議用在其他狀況呢？讓我為你講個故事：我大約十五歲的時候，我最好的朋友的奶奶就快失去她的小屋了。我跟我朋友當時剛剛開始一起

＊ 譯注：*Artemisia*，蒿屬植物。

學巫術，我們用釘子釘下了小屋，結果奶奶確實成功保留了房子。將近二十年之後，我跟同一個朋友想要跟奶奶買下那棟小屋，把它留在家族底下。但即便她的奶奶贊同，我們卻遇到一個又一個程序上的惡夢，直到我們想起當時打下的釘子。一個很冷很溼的晚上，我們花了一整晚在雨中尋找二十年前的釘子，最後只找到三根。我們兩個人都認真研究和實踐巫術數十年了，但即使是我們，還是花了不小的力氣才解開部分的咒術，僅僅足夠讓房子「賣回家族裡」，因為有一根釘子還沒拔起。真是學到了一課：「直到鐵也腐朽」對大多數咒法來說都太久了。請用木樁，並且記住打下的位置。

開始前，寫一份非常清晰明確的祈願書，描述你訴求的要點。準備一個能讓你大聲呼嚎而不被打斷的工作空間。進入魔法空間、時間和意識狀態。拿起釘子，在體內點燃火紅的狂怒，對嘗試把你從你家趕走的人感到瘋狂的憤怒——或對侵犯土地的人，或因為任何理由讓你憤怒的人。在胸中感到火紅的烈焰愈來愈緊繃，但先非常安靜地穩穩坐好。不要讓憤怒跑走。當你再也不能忍受時，將憤怒從你的雙臂用力往下推，然後盡可能大聲呼嚎，感受到烈火充滿釘子。

如果使用金屬釘，直接在它們上面放一塊點燃的炭火，並燃燒薰香，同時大聲誦讀祈願書。如果使用木樁，誦讀的同時將它們過香。離開魔法空間、時間和意識狀態，馬上去洗手並喝點水。如果難以擺脫狂怒，用力打拳擊沙包或去跑一跑……等等，直到你耗盡狂怒。如果在執行咒術後慣性感到難以擺脫魔法的能量，可能表示投入強度更高的冥想修行對你會有好處。

◇ 第三階段：植入釘樁 ◇

先調查好你想下釘的場地。理想情況下，你要能夠在土地的每個角都植入釘子。不過，在某些情況下這麼做並不可能。如果你無法觸及每個角，便找其他適合下釘的地方。我不建議釘在樹上，即便是為了阻止伐木也不建議。這樣可能會嚴重傷害甚至殺死負責砍樹的工人，而他們不是真正的敵人；真正的敵

人是他們的主人，而伐木工對他們來說不過是炮灰。釘在主要大門的任一側、通往目標場地的道路、顯著突出的標示或雕像周邊，或場地的正中心等等，都是可行的選項。極端的情況下，你甚至可以用地圖製作某種代表目標場地的人偶，然後釘入釘子，不過這種作法效果沒那麼好。可能的話，將釘子交給更容易前往該場地的人植入。我當然不會建議你擅闖私人土地，不過如果你在晚上偷偷潛入，記得注意安全。下釘這件事情本身很簡短而且美好。只需要把釘樁打入地裡，然後說類似以下的話語：「願土地和樹木見證此舉！此地禁止開發！」我喜歡順時針繞著土地下釘，從主要入口開始，也在那裡結束，不過其實怎麼做都可以。

叫喚之咒 *Fetching Charm*

這個咒法是設計來強迫某人聯絡你。一如所有未經當事人許可的魔法，應該謹慎施行，並只在適當的情況使用。它能夠促使某個人聯絡你，但不保證對方聯絡你之後的結果。用於大多數目的時，都應該跟其他的咒術配合進行。這道咒法主要的來源是 *PGM* VII 593-619，其中運用了惡咒非常經典的技巧：以敵人的名義汙衊眾神。

原始的咒術需要一盞不是紅色的油燈，還有七條以沉船的繩子製成的燈芯，燈芯上要以沒藥墨書寫咒文並以苦艾籽餵之。這個版本不用油燈，而是使用薰香並簡化了程序，但透過連續數晚重複稍微拓展強化。我也更新了汙衊的內容，讓它們符合現代語意。

2份　苦艾

1份　沒藥

印出一張目標的照片，並加上任何他們的私人相關物。將香爐或香碗放在照片上方，點燃薰香，並說出以下的咒語。每說一句褻瀆，就讓一枚完整的丁香落入薰香中。注意是哪一粒丁香爆裂。

諸位君王、偉大的諸神，你們在此時此刻燦爛光耀，因為那不敬神者〔下咒對象的名字〕的緣故，我呼喚你！

他們，〔名字〕，說：一阿歐（IAO）是沒有骨氣的懦夫。

他們，〔名字〕，說：阿多奈（Adonai）因為祂暴力的憤怒被逐出天堂。

他們，〔名字〕，說：薩巴歐忒像一個嬰兒一樣哇哇大哭。

他們，〔名字〕，不是我，說：帕谷列（Pagoure）是個違反自然的怪物。

他們，〔名字〕，說：馬爾莫魯忒（Marmorouth）被擊敗了，非常可恥。

他們，〔名字〕，說：一阿誒歐（IAEO）不值得信賴，不該將約櫃交賦予祂。

他們，〔名字〕，說：米迦勒是個出賣自我的馬屁精。

不是我〔名字〕，而是他們〔名字〕，說了這些不敬的話語。讓他們焦躁難安、輾轉反側，直到他們與我聯繫，因我是你們忠誠的僕役。

愈多丁香迸裂，代表愈接近他們聯絡你的時刻。每晚重複咒術，直到有七枚丁香迸裂。

冷靜！ *Chill Out!*

接下來的薰香和咒法是為了讓人息怒而設計的，並能促使所有和你互動的人跟你協商、妥協，以及原諒你。對雇主、警察、老師或其他比施咒者更有權力之人尤其有效。這種咒術施在知道名字的特定之人身上更有效果，不過也可以用於更抽象的目標，像是「司法系統」。要有心理準備，這樣很大程度上抽象的魔法，往往也會得到相應程度上的抽象結果。

2份　松脂或另一種樹脂

3份　艾草

1份　馬鞭草

1份　苜蓿花或薰衣草

◇ 遏止憤怒的凍結魔咒 ◇

這道咒術的粗胚是 *PGM* X 24-35，最佳的執行時間是下弦月星期六晚上的月亮時，不過其他時刻也可以。

你需要

燃燒用的薰香，以及額外用來填充盒子的薰香

代表目標的人偶

足以裝進人偶大小的盒子

錫箔紙

膠水

抹布或其他有絨毛的布料

原子筆

鉛質魚墜（可以在戶外用品店買到。我喜歡淚滴形狀的鉛墜，不過其實沒差）

黑緞帶

冰櫃或雪堆

1 杯檸檬水

1 點鹽

進入魔法空間、時間和意識狀態前，先準備好人偶。完成後將它擱置一旁，在盒子內部仔細鋪上錫箔紙，並剪下一片大小剛好能放進盒蓋中的錫箔。把抹布摺起來作為軟墊，把剪下的錫箔放在上面，用原子筆小心壓印以下的符文。如果刺穿錫箔，或以某種方式做錯，就丟掉重新來過。

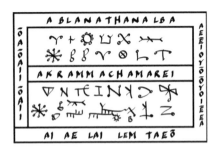

　　所有材料都準備好後，點燃薰香，進入魔法空間、時間和意識狀態。為人偶施洗命名，並放在盒子裡，覆上錫箔符，有壓印的那面朝下。喚起內在沉重、冰冷、倦怠，混有模糊的憂鬱苦悶的感覺。就算想要傷害某個人，感覺也太過困難，而且沒有任何意義。幾乎不管做什麼似乎都真的太難了……你覺得好累……喚起這樣的感覺後，將它推入手中、注入鉛墜裡，並將鉛墜放在錫箔符上方。用散狀薰香填滿盒子，蓋上蓋子，綁上黑色緞帶關緊盒子。在盒子底部貼上標籤記錄，這樣幾年後當你再次發現它時，就不需要打開來看裡面是什麼。把緊緊封好的盒子整個放進冰櫃，或深深塞進雪堆。離開魔法空間、時間和意識狀態。去洗洗手，喝點檸檬水，並在頭上撒一點鹽。如果還是難以擺脫沉重感，就泡個熱鹽水澡。

閉上你的臭嘴！ *Shut the F*ck Up!*

　　這道薰香設計的目的是阻止他人散播關於你的謠言，不過也可以用於其他情境，例如防止共犯說出實話。用於地方政治魔法時，用來擾亂對手的政治宣傳效果也很好。

　　儘管這道咒法的設計是施用在人類目標上，發揮一點創意製作巫術人偶，也可以施放在更抽象的「人」身上，像是企業財團。

3份　蒿屬植物（苦艾尤佳）

2份　沒藥

1份　丁香

小小1撮五葉地錦、常春藤、牽牛花、田旋花，或其他有侵略性的藤蔓

你需要

薰香

目標臉部照片，盡量放大

私人相關物，黏著在照片上

紅線和針

大約一小時的時間，黑月的星期六最為理想

作法

一如所有惡咒，能夠事先寫好咒語最好，避免自己被情緒淹沒而做過頭。下面是個例子，但你應該基於自己具體的情況來編寫咒語。對咒語感到滿意後，點燃薰香，進入魔法空間、時間和意識狀態。想起所有關於咒術目標你所知道的一切，並將那個心靈印象跟照片重疊。將照片過香，然後說出類似的話語：

紙的造物，我，〔名字〕，將生命吹進你體內。現在你是〔名字〕，〔名字〕和〔名字〕的孩子，家住〔地址〕，〔描述目標〕。發生在你身上的等於發生在他（們）身上。

放下照片，以慣用手握拳放在胸骨上方，並以另一隻手施加壓力。在胸中燃起狂怒的紅色心火，接著經過雙臂和胸口推進慣用手裡。當你的手充滿力量而發燙時，拿起針線，慢慢縫上人偶的嘴唇，同時誦讀你寫的咒語，大概類似這樣：

〔名字〕，我縫上你的嘴巴。你再也不能用你的臭話把我弄髒。如果你亂說關於我的話，你就會窒息；你的肺會充滿煙，你的喉嚨痛得像燃起一把火焰⋯⋯等等。

249

用盡所有能量後，最後再將人偶過一次煙，然後用水澆熄香炭，直到完全冷卻。以慣用手食指沾潮溼的香灰，在人偶的臉上畫一個大大的X。結束後，仔細把手洗乾淨。睡前記得淋浴或泡個澡。重複同樣的咒術至少三個晚上，至多不超過七晚。

照我說的做！ *Do What I Say!*

這道薰香屬於通常被稱為宰制、強迫或命令工作的範疇，它被設計來迫使某人做不想做的事。基本上，我很不建議這種魔法，不過在某些情境下是必要的。這比許多配方還要溫和得多，鮮少造成傷害。傳統的用途之一是討債，如下方提供的咒法。

1份　龍血
2份　雪松
1份　西美臘梅或眾香子
1份　甘草根
1份　菖蒲根

◇ 討債咒法 ◇

如果對方有能力做到的話，這道咒法會強迫一個人還清欠你的債；如果他們真的無法還錢，咒法很可能會失敗。蕪菁中擠不出血來。

你需要

大量薰香
證明債務的合約或其他文件（如果文件有對方的簽名效果會好很多）
欠債者的照片，尺寸配合蠟燭大小

剪刀

1根黑色長蠟燭

14根特長的直圓頭針

作法

◆ 剪下照片上的頭，用作蠟燭的面具。

◆ 用針在蠟燭上刻下欠債者的名字。

◆ 用針把臉固定在蠟燭上，做成類似人偶的東西。

◆ 點燃薰香。

◆ 為蠟燭施洗，命名為欠債者，然後以薰香熏化。

◆ 用契約捲起蠟燭，插上圓頭針固定，同時……

◆ 找到心中冰冷的憤怒，發自內心說出類似的話語：

　　蠟的造物，你是〔名字〕，我強制你、迫使你、命令你現在付給我你所欠我的。如同這些針刺穿了你，你也被罪惡感刺穿。在你還錢之前，你都不會得到安寧。我以針刺穿你，這份刺痛只有在你還錢後才會停止。

滾開 *Go Away!*

　　早在時間的概念出現之前，擺脫惡鄰居一直都是經典魔法類型。我懷疑驅逐「那種人」的咒術在所有曾經存在過的文化中，都是巫師會提供的服務。當然，這樣的咒術在最古老的民俗魔法典籍中相當常見。在現代美國民俗魔法裡，這樣的工作經常被稱為「燙足工作」（hot foot work），「燙足」一詞源於胡毒。

　　這種類型的魔法通常運用三項策略：(1)直接訴求房屋或土地的神靈，請祂們驅離惡鄰；(2)讓他們感到恐懼或威脅而離開；(3)讓其他地方變得對他們更有

吸引力。基本上，我鼓吹三種都做，這也是我們會配合薰香，在下面的咒法中進行的。

除了這個咒法，同一道薰香也可以用於任何類型的「滾開！」或燙足風工作。

◇ 滾開薰香 Go Away Incense ◇

2份　任何類型的樹脂，但當地的最棒

1份　迷迭香，保持針葉的完整，讓下咒對象耿耿於懷

1份　完整黑胡椒粒

1份　壓碎的黃蜂 (非必要)

1份　粗岩鹽

1份　對方門界的泥土

開始之前

◆ 知道對方的名字。

◆ 寫一張「告訴清單」，說明你鄰居所有錯誤的地方。這些事應該是客觀上的錯，像是亂丟垃圾或為人殘酷。能夠舉出具體的罪行最為理想：「四月三號，他們輾過我的狗。」「他們總是把車停在殘疾人士專用車位。」或「他們把雪鏟到我的走道上。」

◆ 再寫另一張清單，作為你自己的人格保證。為什麼土地應該偏袒你？跟上一張清單一樣，舉出具體事件。「我難道不是除了鏟自己走道上的雪，還會幫忙年長的鄰居嗎？」「每個滿月我都會給你牛奶跟蛋糕。」「我清除了入侵種的野草，還種了七棵樹。」或「我不吃肉，而且回收所有的瓶罐。」等等。

◆ 準備一份精緻豪華的獻禮。可能的話，種一棵樹。有著尖銳針葉的常綠樹尤其適合這項工作。

◆ 準備或取得一種燙足風的薰香、香炭還有香爐。在僅僅使用最少媒材的情況下，可以用完整的黑胡椒粒。不要用胡椒粉。如果需要偷偷進行，小心清空一根有濾嘴的煙，將薰香磨成極細的粉末，混入一點點到菸草中，然後再小心地裝回菸草。

這個小撇步只能用在火星屬性的＊薰香，還有菸草正好「切題」的配方。不要吸這根菸！點燃它，然後像你很失望似地揮一揮。在最緊迫的關頭，在幾乎所有戰鬥魔法中用香菸是完全可以接受的——死靈術也是，還有許多其他的魔法都是。

儀式

◆ 占星吉時不是很重要，但如果有風，風向必須從你吹向他們。在戶外進行最佳，但也可以在室內執行。記得打開窗戶。

◆ 以任何方式進入魔法空間、時間和意識狀態。

◆ 從下丹田往下接地，抓好大地的中心。從一棵在地樹的根往下到大地的中心最理想，不過任何路徑都可以。

◆ 以你平常的方式跟土地問好，然後獻上祭禮。獻供的同時想像祭禮無限增生。為結尾保留一份甜點，甜餅乾特別好。

◆ 提醒土地你是多麼好的住民，使用你寫的人格保證書。

◆ 詢問土地有沒有什麼是你能做的。如果要求很容易，就去做，不過不必什麼要求都照單全收。在接收到你可以為土地做的事情之前，不要繼續。如果有疑慮，可以種一棵當地原生種的樹。

◆ 幫助了土地之後，現在可以換你請求幫助。請土地的神靈行動，幫鄰居找到最適合他們的地方，並讓他們去往那裡。說出惡鄰的名字，提醒土地他們做錯的事。誦讀告訴清單，請求土地對他們判以刑罰並流放他處。

◆ 如果起風了，請確認風是從你的方向吹向冒犯你的惡鄰。

◆ 站在薰香的下風處，點燃薰香和告訴清單。如果沒有風，則把煙吹向惡鄰的方向。

◆ 唸些適合且帶有童話故事感的咒語，內容是以土地的名義要他們離開。如果是英文，我們或許可以說：「Hie thee hence! Hie thee hence! The Gentry say Get Thee Thither!」（嘿那兒的汝！嘿那兒的汝！好人兒叫你遠去！）

◆ 讓心裡因為和大地的友情充滿欣喜。和大地一起跳舞、遊戲。記得我之前要你留下的甜點嗎？現在跟土地分食，也別忘了獻上你身為人類的獨特經驗，與土地共享你嚐到的事物。這是他們非常渴望的事物，不過你必須留給特殊的場合，因為這種行為對你其實不太好（這就是人們所謂的「吃妖精的食物」或「吃哥布林的果子」）。沉浸在聖餐禮中一陣子，然後禮貌地說再見。不要在妖精的國度睡著，最好還是穩穩站在這個世界裡。

◆ 如果薰香還在燃燒，將它熄滅，澆上清水。

◆ 用香灰和水調成糊或魔藥，並盡可能把它塗抹在鄰居的門把上。不行的話，則倒進土地裡，告訴它從地下前往惡鄰那裡。

◆ 連續七個晚上，每晚進行。如果風向不對，仍可執行咒術，但不要點薰香。

◆ 最理想的情況是，最後一晚有強風，從你的方向吹往他們。如果在其中一個晚上剛好有很理想的強風，你可以選擇在那一晚結束，即使還沒連續進行七個晚上。

＊譯注：或「有攻擊性的」。

分手吧！ *Break Up*

這個咒術的模型是《希臘魔法紙莎草》裡的一道咒術，為了讓一對情侶分手而設計的。經過些微調整，也可以用來讓某個人被開除或讓他們脫離其他類型的組織。原本的咒術是在情侶的門階上留下一鍋發酵的臭魚，以此帶來惡質的力量，而我們會以薰香取代。這道薰香無法很好地保存，建議只為了一次性使用少量製作。

或者，你也可以多做一些，但不要加入鯷魚末，等到使用前再加入。

1份　沒藥，磨粉，象徵地下世界的深

1份　雪松，主要目的是作為薰香的本體還有延長燃燒時間

2份　苦艾，帶來濃烈的氣味和作惡的力量

3份　洋蔥和蒜皮，帶來眼淚

以鯷魚末調和並創造惡臭

你需要

1只大碗，裝進半滿的泥土

香炭（這道咒術不要用電子香爐）

1根小蠟燭

打火機

1杯混濁的水

情侶在一起的照片（列印出來的很棒）

黑色麥克筆

仇恨和憤怒

大約一小時的時間

作法

◆ 首先在碗裡放好香炭，先不要點燃。

◆ 在照片的背面寫上以下的咒文，完全照抄：

˙ΙΑΙΑ ˙ΙΑΚΟΥΒ ΙΑΙ ˙ΙΩ ˙ΕΡΒΗΘ ˙ΙΩ ΠΑΚΕΡΒΗΘ

˙ΙΩ ΒΟΛΧΟΣΗΘ, ΒΑΣΔΟΥΜΑ ΠΑΤΑΥΝΑΞ,

ΑΠΟΨΟΣΕΣΡΩ ΑΤΑΦ ΘΑΒΡΑΟΥ ΗΩ ΥΑΥ ΥΑΒΡΑ ΒΩΡΑΡΑ ΑΡΟΒΡΕΙΥΑ

ΒΟΛΧΟΣΗΘ, ΚΟΚΚΟΛΟΙΠΤΟΛΗ ΡΑΜΒΙΘΝΙΨ

◆ 把照片翻回正面，點亮薰香和蠟燭。

◆ 在心中回想你對那對情侶的恨還有暴怒，感覺那份想要傷害他們的欲望湧現。

◆ 將感覺集中在照片上，然後過香。

◆ 發自內心說出類似以下的話語：

　　空洞大氣的神啊！祢屬於荒蕪之地，我呼喚祢。祢如此恐怖、目不可見而強大無比。祢讓瘟疫肆虐大地，祢撼搖宇宙的根基。祢喜愛紛擾而厭惡穩定。祢讓雲朵四分五裂，令天上只有炙烤的烈陽。所以，也為〔名字〕—〔名字〕和〔名字〕的孩子，帶來爭執和戰火吧！在他們之間帶來醜陋的敵意，就像堤豐（Typhon）和伊西斯的對立。強大的神靈，無比強大的存在，請執行祢偉大的神蹟！

◆ 你可能需要重複幾次，累積憤怒，抵達巔峰時……

◆ 把照片撕成兩半，分開情侶，然後小心地把兩半都放在薰香上燒掉。

◆ 照片完全燒成灰之後……

◆ 澆上混濁的水，把火熄滅，製成泥漿。

◆ 如果情侶住在一起，理想的作法是把泥漿抹在他們的門口，剩下的

則在遠離你家的地方處理掉，最好的選項是金屬垃圾箱。

◆ 淋個浴，仔細清洗，最後用一大壺鹽水從頭上澆下。

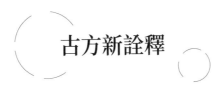

古方新詮釋

許多古代薰香配方順利保存至今，不過，即使有配方完整的文獻，要讓它們化為現代的配方還是有一段距離。古代語言時常會以同一個字泛稱一大類不同的植物，如果文獻並非以所在區域當地的語言書寫，這個情形尤其明顯，例如 PGM 就非常隨性地用希臘名來稱呼埃及和黎凡特*的植物。

不只如此，即使我們認為能夠辨識文獻所指的植物，它們在過去——現在也是——大多都是貿易奢侈品。我們人類在有利可圖的地方，就會激進地馴化植物。我們在大麻的段落討論過這一點，不過那只是個極端的例子。雖然我們的祖先擁有的馴化知識不如我們多，但他們的技巧在當時仍然非常先進，而且還有千年的時間改良技術。

當我們以為已經縮小了文獻中所指植物的可能範圍，依舊存在著令人困惑的翻譯問題。古代的度量系統解讀起來並不總是那麼容易，在像 PGM 這樣的文本中尤其如此，這種文獻原本書寫的目的並非出版。就像阿嬤一樣，那些魔法師通常以一撮、一點這樣「良好的分量」來測量他們的配方。還有更細微的問題：點狀條列的清單是很新的發明。許多古代文書缺乏標點，這讓辨識哪個比例對應到哪個材料也變得很困難。

你很快會在這一章看見例子，這種現象在非常古老的文獻中特別顯著，例如猶太律法書《妥拉》。

---

* 譯注：Levantine，義大利以東至西亞的整個區域。

最後，幾乎可以預期所有的古代配方都是在非常小規模的地理區，以新鮮、當地的材料製成。在不同區域、不同神廟，同樣的薰香都可能以不同的方式調製，而個人的配方更是受到小心守護的機密。由於這些無數的原因，我絕對不會宣稱我所給出的是完全真實重現的古代薰香配方，就像我也不會宣稱我的希臘菠菜派（spanakopita）是唯一真正的配方一樣。我會在這一個章節以現代用途為考量，重新詮釋古代配方。與前面的章節相同，你應該將這些配方當作例子，為自己的實驗思考。我們會回溯時間，在過程中累積詮釋的技巧。

大魔導士亞伯梅林的神聖魔法 *The Sacred Magic of Abramelin the Mage*
十五世紀，德國

《亞伯梅林的神聖之書》（*The Book of the Sacred Magic of Abramelin the Mage*）是一本德國魔典，當中宣稱是由亞伯拉罕・馮・甕斯（Abraham von Worms）於一四五八年所寫。雖然無法證實，但大多專家皆同意該書很可能發跡於十五世紀的德國猶太群體中。書中依年記載亞伯拉罕從德國旅行到了埃及，他在那裡遇見了名叫亞伯梅林的魔法師，也就是這位魔法師教了他書中的魔法。跟其他類似的魔典相比，這本書之所以特別，主要是因為其中提供了一套繁複的啟蒙儀式，保證能得到術者「神聖守護天使」的「知識與對話」（Knowledge and Conversation with the Holy Guardian Angel）。書本第二冊第十一章接近結尾處，出現了以下的薰香配方，這道配方後來大受歡迎，被用於各種類型的天使工作，很大一部分的理由是因為阿萊斯特・克勞利對它的喜愛。

直到近期，最流通的配方基礎是 S・L・麥克達格・馬瑟斯（S. L. MacGregor Mathers）於一八九八年從晚近的法文本翻譯的英譯本。更近期的譯本是喬治・鄧（George Dehn）和史蒂芬・古瑟（Steven Guth）從另一個更早的德國抄本翻譯的版本。兩個版本呈現出來的都是克托列特的簡化變體，比起這兩者，我更偏好克托列特。我們會在這章的最後討論克托列特薰香。

馬瑟斯的版本

香品應如此研製：取乳香淚一份、斯塔克特（stacte）半份、沉香四分之一份，若無法取得此木，應取雪松、玫瑰、檸檬或他種香木代之。以上香材皆應研磨至極細，充分混合，並藏於小盒或他種方便容器。

詮釋出對應現代材料時，在維持比例相同的情況下，我們可以增加用量。「斯塔克特」在希臘語中表示「流出物」，指的是樹脂，通常是沒藥。我們會在克托列特的段落再深入討論。

4份　乳香

2份　沒藥

1份　沉香或其他芳香木料（我個人喜歡雪松）

鄧與古瑟版本

取等量的阿勃參、白松香與純蘇合香。若無法取得阿勃參，請使用雪松或沉香，或其他氣味芬芳的木料。將所有材料混合成均勻的粉末，置於乾淨容器中保存。

1份　阿勃參或芳香木料

1份　白松香

1份　蘇合香

《天使拉結爾之書》卷三 *Sefer Raziel, Book Three*

十三世紀，阿什肯納茲

Sefer Raziel h'Malakh（המלאך לאיזר רפס），也就是《守護艾爾祕密的天使之書》（*The Book of the Angel of the Secrets of El*），是一本所羅門風格、中古世紀的猶太魔典，很可能編纂於十三世紀，不過內容汲取自更古老的來源。

第三卷討論薰香，並給出一星期中每一天推薦的香品。以下是大致的翻譯：

> 天使教導亞當如何製作薰香：薰香由美好的香氣製成，你應將之燃燒，以此取悅大千萬物，如此便能獲取任何你渴望的事物。薰香應以珍貴的事物做成，帶有悅人的芬芳且全然純淨。你將會學到這些知識。製作時，你也應當身心潔淨，毫無汙穢……造物主對摩西說：「欲與我說話之時，製作薰香，於此丘燃燒（西奈山）。」因此所羅門說過：薰香、犧牲與香脂能使乙太、火以及所有天堂的大門敞開。以如此薰香，人可見天上之物……
>
> 有七重天堂、七顆星，與一星期中的七天……
>
> 第一薰香，星期六的香，必得是所有美好的事物、氣味美好的根，如雲木香（costus）與蘇合香。
>
> 星期日的香，是乳香、洋乳香、麝香等等香。所有他種香氣美好的樹脂亦佳。
>
> 星期一的香是桃金孃葉、月桂葉，與（其他）氣味美好的葉。
>
> 星期二的香是檀香，紅、白、黑檀及所有此類樹種，以及沉香與絲柏。

星期三的香由一切樹皮製成，如肉桂、玉桂、月桂皮與豆蔻皮。

星期四的香是肉豆蔻、丁香、檸檬皮與乾燥橙皮磨粉，以及一切氣味美好的果實。

星期五的香是玫瑰、香菫菜、番紅花與一切氣味甜美的花朵。

……赫密士說過：最上好的香是肉桂、沉香、洋乳香、番紅花、雲木香、豆蔻皮與桃金孃……其中含有每顆行星的力量。

要調製這道極致薰香的現代版本，我推薦：

1份　肉桂或玉桂

2份　檀香或雪松

1份　洋乳香

2份　鳶尾根（雲木香〔*Saussurea costus*〕是一種薊草，根部用於古代製香，如今它們嚴重瀕危。鳶尾根有著類似的花香，也有定香的作用，所以我選擇用來取代雲木香）

1份　豆蔻皮或肉豆蔻

1份　桃金孃

每次燃燒便加入1根番紅花絲

聖加侖抄本 *761Codex Sangallensis 761*
九世紀初，瑞士

瑞士的聖加侖修道院圖書館藏有大量中世紀文獻，其中之一是761號——一份記載著將近五十種藥方的醫學文本。最後一個篇章的題目是〈提米阿瑪〉

（Thimiama），也就是「薰香」，但沒有任何調製方式與使用的指示。文本寫道：「提米阿瑪：柯叢博（cozumber）–3；沉香、龍涎香 –3 德納里烏斯（denarii）；空弗塔（confita）、樟腦 –1 德納里烏斯；麝香 –1 德納里烏斯」。

其中大部分的材料都非常清楚是什麼，但是「柯叢博」和「空弗塔」的真身成謎。有些學者認為柯叢博是教堂使用的一種珍貴芳香樹脂。在下面我自己詮釋的配方中，基於相似的發音，我使用琥珀香（amber）替代。我們在芳香木料的章節討論過，沉香難以透過道德的方式取得，因此我使用檀香。龍涎香是在抹香鯨消化系統中產生的蠟質物，經常被人工合成品取代，理由非常明顯。為了帶來類似的濃郁、沉涵的木質香氣，我選擇使用絲柏和快樂鼠尾草。

「空弗塔」（confita）可能源於拉丁文的字根「*con*」和「*facio*」，意思是「混合在一起。」在這個脈絡下，我預期配方中含有乳香或沒藥，不過兩者都沒有使用。

因此，我想空弗塔表示「混合樹脂」或「標準教堂薰香」。樟腦是什麼非常清楚，不需要替換。麝香在這裡指的是麝香鹿腺體的分泌物，從古典時期到十九世紀都是非常常見的製香元素，十九世紀後基本上就都以人工合成香精取代。我以香葵（*Abelmoschus moschatus*）的種子取代，也稱為麝香籽（musk seed）、香葵（rose mallow）或麝香小琥珀（musk ambrette）。可以在網路上買到麝香籽，一些印度商店和健康食品店也有銷售。我不是特別在乎這個味道，所以我減少了配方中要求的用量。

原始配方的分量以「德納里烏斯」衡量。一德納里烏斯大約是 4.5 公克，不過實際用量是多少並不是百分之百明確。我的詮釋是：三份柯叢博、三份沉香和龍涎香混合物、一份空弗塔和樟腦混合物，與一份麝香。經過實驗，我研發了以下的現代詮釋版本：

6份　琥珀

4份　檀香

3份　絲柏

1份　快樂鼠尾草

6份　混合樹脂（我喜歡用乳香、沒藥和洋乳香，各兩份）

2份　樟腦

1份　麝香子

摩西之書第八 *Eighth Book of Moses*
四世紀，希臘羅馬化下的埃及

摩西之書第八也被稱為 *PGM* XIII，給出了數份薰香配方。首先是以下的行星薰香建議：

克洛諾斯（土星）：安息香，「因為它沉重而芬芳」

宙斯（木星）：馬拉巴索隆（malabathron）

阿瑞斯（火星）：科斯托斯（kostos）

海利歐斯（太陽）：乳香

阿芙蘿黛蒂（金星）：穗香松

赫密士（水星）：玉桂

塞勒涅（月亮）：沒藥

接著，書中描述了七星的七花香：馬鬱蘭、百合、蓮花、愛雷菲力儂（erephyllinon）、水仙（即黃水仙）、桂竹香（gillyflower 或 wallflower）與玫瑰。所有花朵辨識起來都很容易，除了「愛雷菲力儂」這個芳名一直碾壓著學者。它在清單中的位置顯示它是屬於太陽的花朵，與其希臘名「ἐρεφύλλινον」相關的字「ἑρπύλλινον」指的是一種百里香，所以我會使用百里香花取代它。

奇緋 *Kyphi*
西元前二世紀，托勒密王朝下的埃及

「Kyphi」（κυφι）是傳統埃及薰香的希臘名，這個字並不專指某種薰香，而是種類相似的合香泛稱。許多相關的古代配方都順利保存至今，埃及的和希臘的都有。其中大部分的基礎都是混合樹脂、高良薑、圓柏漿果和肉桂，再以葡萄浸泡在酒中，直到重新吸飽水分——需要數天之久——最後製成糖漿調成濃厚糊狀。時常也會加入蜂蜜。你可以用椰棗蜂蜜實驗看看，任何中東食品店都有販售。

以下是我的版本，以埃德富（Edfu）荷魯斯神殿牆上刻印的配方為藍本，與原本的非常接近，不過其實揉合了數個古代配方。

8份　絲柏木

8份　圓柏漿果

6份　乳香

6份　沒藥

4份　希俄斯洋乳香

4份　松脂

4份　肉桂

2份　小豆蔻

2份　高良薑

2份　菖蒲

2份　南非國寶茶

1份　檸檬草

1份　薄荷

將所有材料研磨成細粉，保留大約四分之一備用。在較多的部分慢慢加入椰棗蜂蜜，直到呈黏稠的麵團狀，接著揉成小球。我喜歡做成許多不同尺寸的

小球，這樣就能選擇每次要燒多少。將每顆小球放進預留的香粉中裹上粉末，直到不再沾黏，然後靜置隔夜稍微風乾。如果還是有點黏手，可以再裹上一層香粉。雖然這道薰香可以貯存在涼爽的室溫中，但我更喜歡以冷藏的方式保持新鮮。

克托列特 *Ketoret*
西元前兩千年，希伯來

「ketoret」的希伯來文 (קְטֹרֶת) 指的其實就是「薰香」，不是專指某個特定的配方。不過，在現代英語世界魔法的脈絡下，「克托列特」通常指的是意圖復刻所羅門王神殿中供香的那些薰香。「什莫特」（Shemot，שמות）第三十描述了用於獻供薰香之祭壇的建造過程，這個章節也含有聖膏油的配方，以及不得將之用於世俗用途的警語。章節最後則有聖香的配方，並再次警告讀者不得為自私的理由製作，只能用於神聖的目的：

דַבְּר דַּב הַכֵּז הַנְבְלוּ סִימֵס הַנְבְלָחוּ תֵלֹחָשׁוּ ׀ וְטֵנָ סֹיְטָ֫ד הַשְׁמֵר־לֶ֫א הָוֹהִי רֵמֵא֫יּו הָיָהִי׃

「神」告訴摩西：取甜美的香料──「טנ」與「תלחש」以及白松香──取這些甜美的香料和純淨乳香：每種都應等量。

這道配方比我們所討論過的其他配方都還要難以重新詮釋，它古老了幾乎一千年。除了翻譯和流變的問題，還有千年來對這道配方在釋經學上的複雜宗教詮解。

就書中列出了多少材料，各家已是意見各異。從我上面的翻譯來看，我相信共有三種材料。有些人並不同意，認為除了明文列載的材料外，還要加入肉桂、玉桂和其他甜美的香料。這樣的考慮非常合理，而我的配方中全部都是樹脂，不含有真正的香料。由於諸多祕數學的理由，有些評注者愛好有十一項材料的配方，因此也存在數個這類的配方。以上明載的四項材料中，只有兩種

——即乳香和白松香——翻譯沒有困難。

另外兩種就不是那麼清楚了。經文中的「נָטָף」(nataf) 經常以希臘文的「στακτή」(stacte) 來翻譯。「נָטָף」表示「(水) 滴」,而「στακτή」表示「黏液」;在這個脈絡下,顯然兩者指的都是某種樹液或樹脂,不過是哪種樹脂並不清楚——或者,也許不同時候使用不同的樹脂。儘管有不同意見,但多數古代評注者相信「נָטָף」是種特別的沒藥。我在調配這道薰香的時候,也使用沒藥,偶爾用沒藥加蘇合香。

另一個字,「שְׁחֵלֶת」(shecheleth) 的意思是「吼」、「獅子般的」或「剝去 (外皮)」。不過它也跟另一個家族的希伯來字有關,這個家族的字都以「黑色」為中心簇生;也有一些敘利亞字表示「淚滴」或「萃取物」,很可能指涉一種來自敘利亞的樹脂,或許是安息香或蘇合香。在希臘文裡,「שְׁחֵלֶת」最常被譯為「ονυξ」(onycha),通常表示「黑瑪瑙一般的」或「黑色」,不過也可以表示「形似石頭裡的紋理」,以及「指甲」或「爪」。根據這裡的解讀,另一個可能的選項是名為「惡魔的指甲」(devil's fingernail) 的海螺。這種海螺有著像指甲般的堅硬螺蓋。燃燒前若經過適當處理,它們能產生非常宜人的香氣,在古代常用於薰香。我 (和很多人) 對這個詮釋感到非常懷疑,因為(1)海螺不是猶太淨食;(2)它們絕對不是「香料」。另一方面,《塔木德》指出「onycha」來自灌木。

是不是有種黑色的樹脂來自生長在敘利亞的灌木呢? 有的! 那就是勞丹脂 (labdanum),可取自數種岩玫瑰。這就是我製作克托列特時會使用的材料。

有了這些詮釋,得出來的配方是:

1份　白松香

1份　沒藥

1份　勞丹脂

3份　乳香

薰香魔法全書

從與植物、神靈對話開始的魔法遊戲

出　　　版／楓樹林出版事業有限公司
地　　　址／新北市板橋區信義路163巷3號10樓
郵 政 劃 撥／19907596　楓書坊文化出版社
網　　　址／www.maplebook.com.tw
電　　　話／02-2957-6096
傳　　　真／02-2957-6435
作　　　者／莎拉·L·梅斯托斯
譯　　　者／張晉瑋（狐狸先生Cléo）
企 劃 編 輯／陳依萱
校　　　對／周季瑩
港 澳 經 銷／泛華發行代理有限公司
定　　　價／680元
初 版 日 期／2024年6月

國家圖書館出版品預行編目資料

薰香魔法全書：從與植物、神靈對話開始的魔法遊
戲 / 莎拉·L·梅斯托斯作；張晉瑋（狐狸先生
Cléo）翻譯. -- 初版. -- 新北市：楓樹林出版事業有
限公司, 2024.06　面；公分

譯自：The big book of magical incense

ISBN 978-626-7394-56-4(平裝)

1. 芳香療法　2. 香料作物

418.995　　　　　　　　　　　113003679